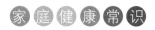

家庭健康常识

认知障碍防治超图解

[日]朝田隆 主编

孟宇乐 译

中国纺织出版社有限公司

图书在版编目（CIP）数据

认知障碍防治超图解／（日）朝田隆主编；孟宇乐译. -- 北京：中国纺织出版社有限公司，2020.7

（家庭健康常识）

ISBN 978－7－5180－7168－5

Ⅰ.①认… Ⅱ.①朝… ②孟… Ⅲ.①阿尔茨海默病—防治—图解 Ⅳ.①R749.1－64

中国版本图书馆 CIP 数据核字（2020）第 031442 号

原文书名:ウルトラ図解認知症

原作者名:朝田隆

ULTRA ZUKAI NINCHISHO

© TAKASHI ASADA 2016

Originally published in Japan in 2016 by HOUKEN CORPORATION.

Chinese（Simplified Character only）translation rights arranged with HOUKEN CORPORATION. through TOHAN CORPORATION, TOKYO.

责任编辑:傅保娣　　　　责任校对:寇晨晨

责任印制:王艳丽　　　　责任设计:品欣排版

中国纺织出版社有限公司出版发行

地址:北京市朝阳区百子湾东里 A407 号楼　邮政编码:100124

销售电话:010—67004422　传真:010—87155801

http://www.c-textilep.com

中国纺织出版社天猫旗舰店

官方微博 http://weibo.com/2119887771

北京通天印刷有限责任公司印刷　各地新华书店经销

2020 年 7 月第 1 版第 1 次印刷

开本:880×1230　1/32　印张:5

字数:90 千字　定价:39.80 元

前言——如果能正确理解认知症，它并不可怕

现如今，人口老龄化进程急速加快，认知症患者也在快速增加，对认知症一无所知的人在减少。各位是否有了认知症终于被大家熟知的实感呢？可是，依然有很多人虽然对认知症有一种说不清楚的不安，但是仍然觉得自己和家人应该不会患认知症，认知症与自己无关。

在当今时代，任何年龄段的人群患认知症都不足为奇。如果害怕患认知症，不妨先试着正确理解它，因为一旦自己或家人患上认知症，对病情是否有正确的理解会对之后的病症和生活方式产生很大的影响。

例如，最近被称为认知症前期的"轻度认知障碍（mild cognitive impairment，MCI）"这一概念被熟知，如果采取积极改善生活习惯等对策，可能会起到预防或延迟认知症发病的作用。

如果已经出现了认知症的症状，在早期接受适当的治疗，可能会改善症状或减缓病情进展。如果不能正确理解认知症，就捕捉不到疾病释放的信号，可能错过早期治疗的机会。

当被确诊为认知症的时候，患者本人和家人可能会感到灰心丧气、绝望。认知症患者通常会出现徘徊、谵妄、不注重清洁、实施暴力行为等异常的症状。对于家人来说，这些症状可以说是非常残酷的。

人为什么会得认知症呢？认知症患者以怎样的心情度过每一天

呢？认知症患者为什么会出现让家人头疼的症状呢？患者和家人怎么才能过上平静的生活呢？等等。如果能正确理解认知症，就可以从容地应对以上这些问题。

《认知障碍防治超图解》介绍了认知症相关的基本知识，痛苦的时候、遇到困难的时候，请反复多次阅读本书。很荣幸能为患者及其家人过上更安稳的生活，献出自己的力量。

朝田隆

目录

第 3 章

认知症的治疗

【原版书装订・内文设计】（株）イオック
【装订・插画】コミックスパイラる / 井上秀一
【图解设计・插画】コミックスパイラる / （株）イオック
【编辑协力】アーバンサンタクリエイティブ / 榎本和子

第 1 章

认知症是一种
怎样的疾病

　　随着年龄的增加，谁都有可能得认知症。那么认知症是怎样发生的呢？首先，我们来了解一下认知症的总体情况，以及引起认知症的原因。

医生：我的家人变得好奇怪

感觉家人"和以前不一样""非常奇怪"，这也许是认知症的征兆。这些征兆可能隐藏着引起认知症的关键原因。首先，我们从觉察到异样去医院接受诊断的 4 个案例，一起看一下诊察的情况。

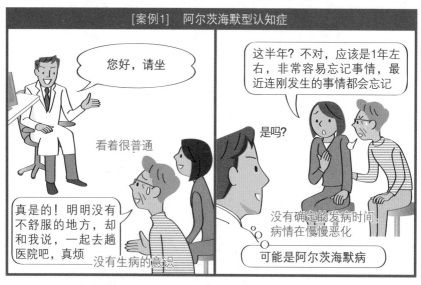

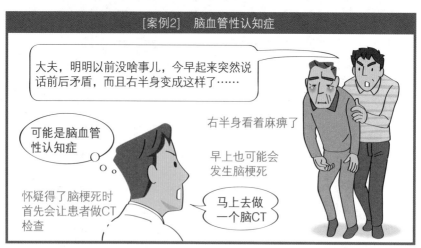

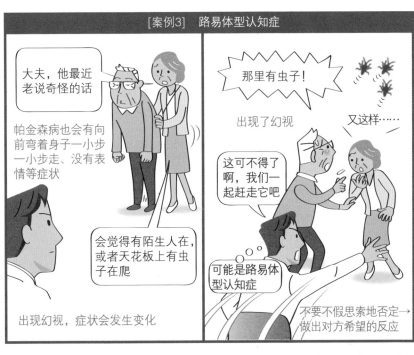

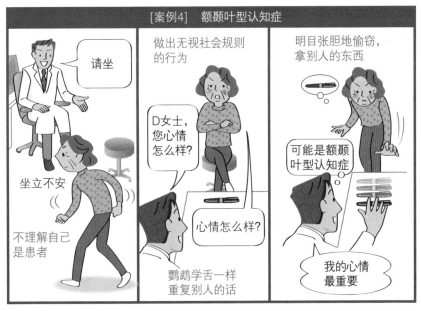

认知症就在我们身边

认知症患者不断增加

所谓认知症，就是大脑神经细胞因为某些原因遭到破坏而引起的症状和状态等。随着病情的恶化，首先是记忆力障碍，随后会慢慢失去理解力和判断力等，妨碍社会生活和日常活动。

现在，日本得认知症的老年人急速增加，日本厚生劳动省的调查显示，截至 2012 年，日本老年认知症患者约有 462 万人。由此推断，65 岁以上的老年人中，每 7 人就有 1 人是认知症患者。而且，据推断，处在认知症早期即轻度认知障碍（mild cognitive impairment，MCI）的老年人约有 400 万。将两者加起来的话，大概每 4 人中就有 1 例认知症患者或将要得认知症者。

今后，因为人口老龄化程度持续加深，老年认知症患者的数量一定会爆炸性增长。日本厚生劳动省推测，到 2025 年日本老年认知症患者的数量将达到 700 万人，每 5 人中就有 1 例认知症患者。

认知症不仅是患者本人的问题，因为得了认知症，日常生活出现困难的时候，就必须要接受帮助。没错，就是照护问题。如果家人得了认知症，患者的子女、配偶不能置身事外，要支持患者，所以认知症早就不是别人的事了，而是和我们息息相关的事情。现如今，不仅仅是被照护的一方，即便是要照护他人的一方也可能会和认知症扯上关系，所以正确理解认知症非常有必要。

到 2025 年，日本 65 岁以上的老年人中，
每 5 人就约有 1 人得认知症

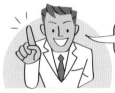

认知症患者的人数持续、急速增加

■ 推算老年认知症患者的数量 ■

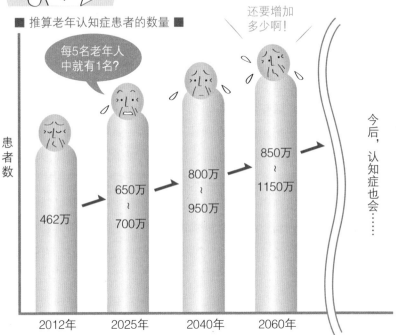

还要增加多少啊！

每5名老年人中就有1名？

患者数

462万

650万
~
700万

800万
~
950万

850万
~
1150万

今后，认知症也会……

2012年　2025年　2040年　2060年

※《对日本未来老年认知症患者数量推算的相关研究》
（九州大学研究生院医学研究院附属综合队列研究中心）

也就是说

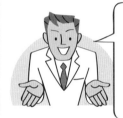

随着需要照护者的人数的增加，和认知症相关的照护他人的人数也会增加，正确理解认知症非常重要！

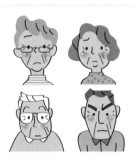

为什么会得认知症

脑部病变引起认知功能障碍

我们从出生后开始，会经历和学习很多事情，也就是获得认知功能。得了认知症之后，因为认知功能受到损害，社会生活和日常生活就会变得十分困难。所谓认知功能，就是一边记下来，一边对事情进行分析、判断，之后做出一些行为。不管是做饭、乘电车，还是散步，如果丧失认知能力，这些事情就无法进行下去。

例如，准备在家附近散步的时候，事前要决定出了家门往哪个方向走，决定前往目的地的路线之后，就往那个方向走。即便漫无目的地闲逛，也会想"昨天走过右边这条路了，今天就往左边走吧"。散步的时候，也会做出在下个拐角转弯、遇到红灯停下、遇见熟人打招呼等判断，最后回到自己的家。虽然可能平时没怎么特别留意，但是我们不管做什么，都是被记忆力、判断力、实践力等共同控制的。

但是，认知症患者即便可以走路，对其他事情的判断力也非常差，所以有时会走到平时无法想象的比较远的地方，然后就会迷路。在认知症患者身上经常发生的"徘徊"，就是由方向感相关的认知障碍引起的。脑的神经细胞控制人体的认知能力，当神经细胞因为某些原因遭到破坏或无法正常运行时，认知功能就会出现障碍，也就是所谓的认知症。

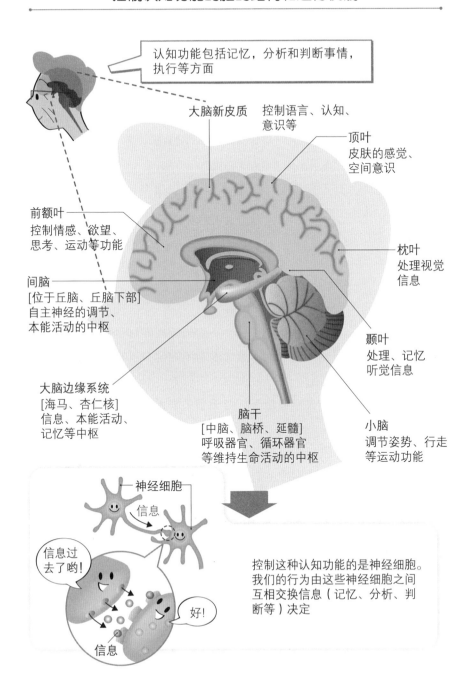

认知功能包括记忆，分析和判断事情，执行等方面

大脑新皮质 控制语言、认知、意识等

顶叶 皮肤的感觉、空间意识

前额叶 控制情感、欲望、思考、运动等功能

枕叶 处理视觉信息

间脑 [位于丘脑、丘脑下部] 自主神经的调节、本能活动的中枢

颞叶 处理、记忆听觉信息

大脑边缘系统 [海马、杏仁核] 信息、本能活动、记忆等中枢

脑干 [中脑、脑桥、延髓] 呼吸器官、循环器官等维持生命活动的中枢

小脑 调节姿势、行走等运动功能

神经细胞

信息

信息过去了哟！

好！

信息

控制这种认知功能的是神经细胞。我们的行为由这些神经细胞之间互相交换信息（记忆、分析、判断等）决定

认知症会随着时间恶化

随着病情的恶化，患者会变得什么都不知道，什么都干不了

如果被确诊为认知症，不会突然什么事情都忘记。认知症大致分为三个阶段，经过数年的时间慢慢恶化。

认知症在发病的初期阶段，大多数人首先会出现记忆力低下。在这个阶段，很多人自己也会意识到经常忘记事情，因此变得焦虑、不安。为此，也会出现欲望低下，对很多东西漠不关心。但是，自己依旧可以很好地处理事情，只要得到家人和身边人的帮助，日常生活完全没问题。

认知症进入中期以后，患者看到牙刷以后，无法理解这是用来刷牙的工具，无法区分食物与非食物，不知道厕所在哪里等。因此，患者的日常生活需要别人的帮助。患者因为不知道自己在哪儿、现在什么情况，所以会产生混乱、不安的情绪，甚至做出暴力行为，出现幻觉、妄想、徘徊、大小便失禁等情况。对于家人来说，这个时期也许是最辛苦的时期了。

认知症进入后期以后，患者会不知道进食、排泄、洗澡、换衣服等动作的步骤，日常生活中所有事情都需要他人的协助。语言交流也变得十分困难，也会不认识家人。但是，由于患者本人并不会意识到自己对很多事情不了解，所以情绪会比较稳定。

接下来一起详细地了解一下认知症的症状。

认知症会在一长段时间内慢慢恶化

认知症大致分为三个阶段

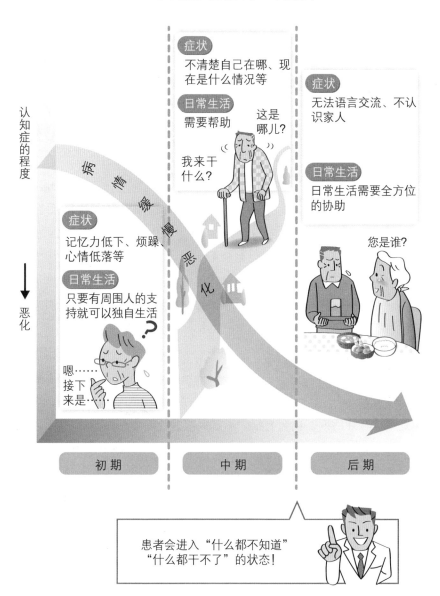

认知症的程度

↓ 恶化

病情缓慢恶化

症状
记忆力低下、烦躁、心情低落等

日常生活
只要有周围人的支持就可以独自生活

嗯……接下来是……

症状
不清楚自己在哪、现在是什么情况等

日常生活
需要帮助

这是哪儿?

我来干什么?

症状
无法语言交流、不认识家人

日常生活
日常生活需要全方位的协助

您是谁?

初期　　中期　　后期

患者会进入"什么都不知道""什么都干不了"的状态!

认知症的症状大致分为两类：核心症状和周边症状

核心症状①——记忆障碍

得认知症以后，患者会出现共有的症状，也会出现一些比较特殊的症状。记忆障碍就是所有患者共有的核心症状。

脑部的神经细胞受到损害以后，就会出现记忆障碍、判断力障碍、执行功能障碍、认知障碍、失语、失认、失用等症状。得了认知症之后，首先出现的症状就是记忆障碍。虽然年龄大了之后，记忆力都会降低，但是和认知症引起的记忆障碍完全不是一回事。例如，如果是因为上了年纪记性不好，会忘记在电话里约定的时间，但是会记得有电话打进来。而如果是得了认知症，会忘记接过电话这件事。认知症引起的记忆障碍的特征就是，会把发生过的事和经历过的事全部忘记。

根据记忆内容的不同，记忆的类型大致有情景记忆、语义记忆、程序记忆三大类。得认知症之后，首先情景记忆受到损害。随着病情的恶化，语义记忆能力也慢慢衰退。程序记忆很难受到损害，所以即便到了认知症后期，也会有很多患者保留这项能力。

另外，记忆也可以按照时间的长短分类：几分钟至几天前的记忆称为短期记忆（又称近记忆、近事记忆）；几周至几十年前的记忆称为长期记忆。认知症初期，非常明显的症状就是短期记忆受到损害。虽然大多数人可以保留长期记忆，但是随着病情恶化，也会慢慢忘记。

记忆的分类和认知症的记忆障碍

根据记忆的内容分类

情景记忆

由个人的经历和社会经验而来的记忆

不是去旅行了吗……

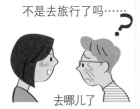

去哪儿了

从认知症初期开始，情景记忆就容易受到损害

语义记忆

语言的意思和一般常识等，根据学习得到的知识

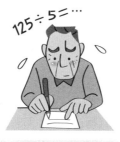

随着认知症病情的恶化，语义记忆慢慢受到损害

程序记忆

骑自行车、游泳、洗澡和刷牙的步骤等，身体的动作记忆

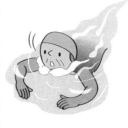

即便得了认知症，程序记忆也多保留下来

根据记忆时间长短分类

短期记忆，又称近事记忆（几分钟至几天的记忆）受损

没办法记忆新的东西，忘记刚刚发生的事情。短期记忆受损后，就会发生忘记收拾东西，同一件事问很多次的情况

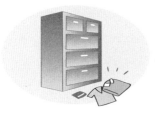

长期记忆（几周至几十年的记忆）受损

忘记自己的出生日期、出身地、以前的职业、应该知道的熟人的信息，以及一些常识性知识

11

判断障碍，就是无法理解、把握状况，无法条理清晰思考，对于真伪善恶，能否干一件事等的判断能力低下。思考的速度降低，不论做什么事情都很费力，需要花很长时间。很难同时做两件事情，如不能一边做饭一边洗衣服。例如，如果做饭的时候有电话打进来，就会忘记做饭这件事，出现糊锅的情况。如果有食物过了保质期，也不会有"不能吃，不然可能会有危险"这种想法，因此会去吃一些已经腐烂的食物。而且，还有可能遭遇恶意上门推销或电信诈骗等危险，一定要提高警惕。

执行功能障碍，就是制订计划，按照程序，把握状况去做一件事的执行能力低下。执行能力受损后，大部分人会做不了至今为止没什么问题的家务和工作。例如，曾经非常会做菜的人，执行功能障碍后，做出的菜味道会改变（变难吃），不久就会做出焦糊、夹生的饭菜，最后干脆不做饭（不会做饭）了。放弃自己的兴趣爱好和每天要做的事。

认知障碍就是对时间、地点、人物的认知能力降低。定向能力受损后，因为不知道现在是何年何月何日、现在的季节、所在的地点、对方是谁等，所以会说出和做出一些不合常理的事情。例如，盛夏穿羊毛毛衣，把很久以前的事当昨天刚发生的说出来。而且会在家附近迷路，明明在家里，却说"我要回家了"然后走出家门。

认知能力受损后引起的 3 种损害

1 判断障碍

思考、干活儿需要花费很多时间，没办法同时做两件事

例 做饭的时候接电话的话，就会忘记做饭这件事

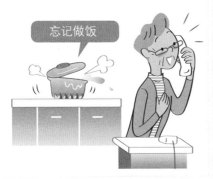

2 执行功能障碍

无法按照制订的计划、想好的顺序行动

例 没办法像以前那样做饭，放弃自己的兴趣和每天要做的事

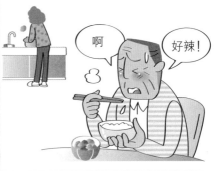

3 认知障碍

对时间、地点、人物的识别能力低下

例 明明在家里却说"我要回家了"然后走到外边等。而且夏天会穿冬天的毛衣，把很久以前的事当作昨天发生的讲出来

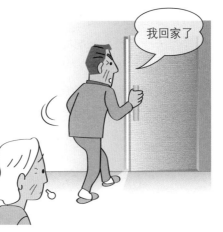

核心症状③——失语、失认、失用

认知症的核心症状中，还有失语、失认、失用等症状。这些症状会让患者很难生活自理。

失语是指语言或文字的理解或表达障碍。认知症表现出来的失语大致分为两类，即运动性失语和感觉性失语。运动性失语是患者语言表达有困难。理解对方的话之后，虽然脑中已经浮现出自己想要回答的话语，但是却无法用语言表达出来，因为说话的量减少，对话结结巴巴，想说的话语说不出来，所以整个人变得烦躁、易怒。感觉性失语则是无法理解对方的话语。而且虽然说话很流畅，但是会出现很多错误，对话前后不一致。如果语言的错误非常严重，就会把"钟表"说成"宗表"，"樱花"说成"樱发"，等等，让人无法理解想要表达的意思。

失认是指不认识本该知道的东西。失认有以下几种：视觉失认是像看到铅笔后不知道这是铅笔等这种不认识看到的东西的状态。面孔失认是不能再认出亲朋好友及以往熟悉的人的面孔的症状，患者会变得认不出自己的儿女和孙子。除此之外，还有无法分辨空间位置的空间失认，无法理解现在状况的同时性失认。

失用是指虽然手脚没有出现麻痹的症状，但是做不了一些简单的日常动作。例如，穿衣服前后颠倒、腿穿进袖子里等穿衣困难的穿衣失用，另外还有表现为不知道怎么用牙刷和筷子的观念性失用*等。

用语解说 观念性失用　观念即为对事物抱有的想法和意识。观念性失用的症状就是给无意识的动作加了意识去做的话，就会进行不下去。

14

让日常生活变得困难的失语、失认、失用

语言或文字的理解或表达障碍

运动性失语

无法说出语言

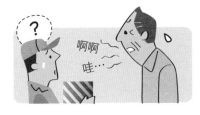

感觉性失语

无法理解对方的话，说话错误
较多，前后不一致

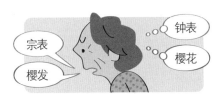

失 认 不知道应该知道的东西

视觉失认

不认识看到的东西

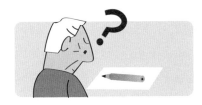

面孔失认

看见熟悉的人的脸也不认识

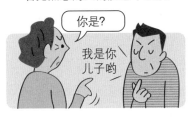

失 用 不知道一些日常动作或物品的使用方法

穿衣失用

穿衣服前后颠
倒、把腿伸进
上衣袖子里等

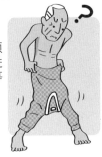

观念性失用

不知道牙刷、
筷子等日常生
活中经常使用
的物品的使用
方法

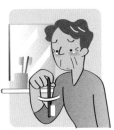

周边症状

说"钱包被媳妇偷了"等大吵大闹（妄想）；出去散步后迷路，被警察保护（徘徊时），玩自己的大便，把大便涂到墙上的"玩大便"行为等。提到认知症，大家会很容易想到这些问题行为。这些症状属于认知症的周边症状*。

周边症状是以核心症状为基础，在患者原本的性格、经验、生活阅历、生活环境、人际关系、当时的身体状态和心理状态等复杂因素的影响下产生的。而且每个人的症状不完全一样，有的患者有很多种症状，有的患者完全没出现问题行为。

认知症初期容易出现的症状有抑郁、欲望低下、对什么事都不关心、失眠等。另外还会出现幻觉、妄想等症状。认知症初期，很多患者会意识到自己经常忘记东西，所以一旦出现这些症状，患者本人会感到不安、焦虑、混乱等。

随着病情的加重，身体感觉会变得迟钝，很多人会出现小便失禁的状况。玩大便、徘徊等症状也很常见。另外，患者对自己什么都不知道、出岔子、不能像想的那样的情况非常愤怒，会表现得非常暴力。

认知症患者的这些周边症状会让家人感到很辛苦，也是很大的负担。可是，如果能很好地处理核心症状产生的不安、混乱，就可以预防、减轻患者的周边症状。第4章介绍了周边症状的应对方法，大家可以了解一下。

接下来介绍认知症的病因。

用语解说 周边症状　认知症引起的行为及心理的症状，又称精神行为症状。

以核心症状为基础引起的周边症状

核心症状

（由脑部的神经细胞坏死导致）

- 记忆障碍　　• 认知障碍
- 理解力、判断力障碍
- 执行功能障碍
- 失语　　• 失认　　• 失用

- 性格
- 人品
- 素质
- 生活经历
- 人生经验

- 环境
- 人际关系
- 心理状态
- 既往疾病
- 身体状况

周边症状

- 不安、焦躁
- 抑郁
- 对事物的关心、欲望低下
- 睡眠障碍
- 妄想
- 幻觉
- 徘徊

- 兴奋
- 恶语
- 暴力
- 抵触介护
- 随意大小便
- 不干净行为
- 收集癖
- 异食、过度饮食、拒绝饮食

认知症的原因

认知症有各种各样的原因

在医学上，引起认知症的病因有 70 种以上。虽然很多认知症是因为脑部的病变引起的，但是脑部以外的疾病也可能会引起认知症。

在日本，引起认知症的病症主要有 4 种，即阿尔茨海默病、脑血管受损、路易体病、额颞叶变性。由前三种原因引起的认知症分别称为阿尔茨海默型认知症、脑血管性认知症、路易体型认知症，由额颞叶变性引起的认知症又可分为三类，分别是额颞叶型认知症、语义型认知症、原发性进行性失语。

现在，认知症中最多的是阿尔茨海默型认知症。患阿尔茨海默型认知症的人约占所有认知症患者的一半，而且患病人数还在不断增加。过去，患者人数仅次于阿尔茨海默型认知症的脑血管性认知症，因为生活习惯的改变，人数在慢慢减少。但是患有阿尔茨海默型认知症和脑血管性认知病的混合型认知症的患者不是少数。

近年来，患者人数一直在增加的是路易体型认知症。由于路易体型认知症的诊断标准在 1996 年才确立，所以在此之前，被确诊为阿尔茨海默型认知症的患者中，有一部分其实是路易体型认知症，而且预测今后路易体型认知症患者人数也会不断增加。

虽然额颞叶变性引起的认知症主要分三种，但是患病人数最多的是可以改变人格的额颞叶型认知症。

接下来详细介绍这四种主要的认知症。

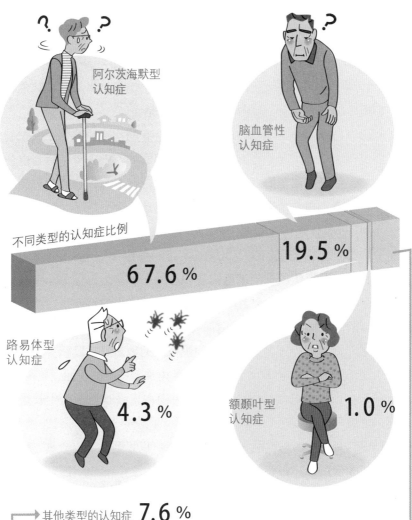

阿尔茨海默型认知症

脑血管性认知症

不同类型的认知症比例

67.6%

19.5%

路易体型认知症

4.3%

额颞叶型认知症

1.0%

➡ 其他类型的认知症 **7.6%**
· 由脑部的病变或外伤起的慢性硬膜下血肿、脑肿瘤、正常颅内压脑积水等
· 因为感染引起的克罗伊茨费尔特-雅各布病、艾滋病-痴呆综合征（HIV脑病）
· 由内分泌、代谢性疾病引起的甲状腺功能低下症、低血糖
· 其他，由酒精依存症、药物中毒、维生素B_1和维生素B_{12}等缺乏引起的疾病

※摘自朝田隆.厚生劳动科学研究费辅助金（应对认知症综合研究事业）综合
研究报告书"应对城镇认知症患病率和认知症生活功能障碍"2013年

什么是阿尔茨海默型认知症

　　阿尔茨海默型认知症的病因是阿尔茨海默病（又称老年性痴呆），该病 1906 年由德国的神经科医生阿尔茨海默发现并公诸于世。上了年纪后患病率非常高，而且比起男性，女性的患病率更高。但是到现在为止最根本的病因和完全治愈的方法尚不清楚。

　　阿尔茨海默病患者的脑内有以下几种特有的病变。首先，以控制记忆的海马为中心，脑呈萎缩状态，虽然健康的人上了年纪后脑也会慢慢萎缩，但是阿尔茨海默病患者的脑是病理性萎缩，脑部的神经细胞以比正常衰老更快的速度变性、死亡，因此脑部会显著萎缩（参见第 21 页）。而且仔细检查发现，阿尔茨海默病患者的脑内有很多像"老年斑"一样的蛋白斑块。这些斑块其实是一种称为 β-淀粉样蛋白的特殊蛋白质。脑组织的神经细胞内还积存着一种称为神经原纤维缠结的碎丝状物质。碎丝是一种称为磷酸化的 Tau 蛋白的特殊蛋白质。虽然随着年龄的增加，每个人的脑内都会出现 β-淀粉样蛋白和Tau 蛋白，但是阿尔茨海默病患者的脑内这两种蛋白质的数量异常蓄积。另外，蛋白斑块和神经原纤维缠结可能会促使脑内神经细胞的变性、死亡。

　　阿尔茨海默病会经过 10 年左右的时间在患者脑内不断生长蛋白斑块，之后大概再经过 10~20 年的时间，脑内会产生神经原纤维缠结。也就是说，只有患者脑内的 β-淀粉样蛋白* 积累到一定的数量，发生质变，Tau 蛋白才开始蓄积。但是直至现在还没有详细的原理解释。

用语解说 β-淀粉样蛋白　脑内生成的代谢物质。正常情况下这种代谢物质会分解后从脑内排出，阿尔茨海默病患者却无法将这些物质排出，异常积存于脑内，形成蛋白斑块，像"老年斑"一样。

阿尔茨海默病患者的脑内有什么病变呢

阿尔茨海默病患者的脑内存在特有的病变

阿尔茨海默型认知症患者的脑组织	健康者的脑组织

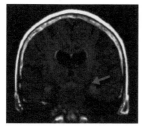 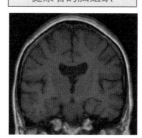

以控制记忆的海马为中心，
脑组织整体呈萎缩状态

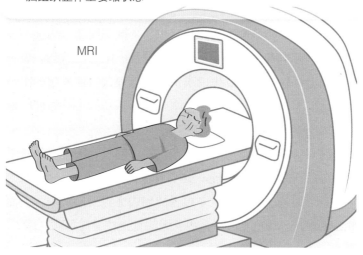

MRI

阿尔茨海默病会经过10年左右的时间在患者脑内不断生长蛋白斑块，之后大概再经过10~20年的时间，脑内会产生神经原纤维缠结。这两种病变会促使神经细胞的变性、死亡

阿尔茨海默型认知症的恶化及其过程

阿尔茨海默型认知症初发时期，症状不明显，患者不知道从什么时候开始变得经常忘事。然后经过认知症前期即轻度认知障碍（mild cognitive impairment，MCI）*，然后开始发病。发病后，一般会经过初期（轻度）、中期（中度）、后期（重度）三个阶段，虽然过程十分缓慢，但病情确实在不断恶化。

认知症初期最明显的症状就是记忆障碍。"忘记几分钟以前的事""完全忘记发生过和经历过的事"等，频繁发生认知症特有的忘事情况。周边症状除了有抑郁、欲望低下、不安等，这一阶段发生最多的就是经常忘记东西放哪里了，经常妄想自己的东西被偷了。但是日常生活能自理，只要有家人或身边人的支持，完全可以独自生活。这种状态大概会持续 2~3 年。

疾病发展到中期，产生幻觉、妄想、徘徊等问题行为会增加，这个时期不仅患者本人，连家人都会陷入混乱、困惑的状态。患者的核心症状表现为不只是刚刚发生的事情，就连很久以前发生的事情都想不起来，甚至不知道时间、地点、季节等，认知能力开始变得低下。中期短的人会持续 4~5 年，然后进入后期阶段。

疾病进入后期以后，患者穿衣、洗澡、吃饭、上厕所等日常生活完全不能自理，需要全面护理。虽然不能和人对话、不知道家人是谁等认知功能特别差，但是有很多患者的周边症状反而消失了。而且因为脑组织萎缩，运动功能低下，患者无法行走，只能卧病在床。

用语解说 轻度认知障碍（mild cognitive impairment，MCI） 虽然不正常，但不是认知症，只是多年后可能会发展为认知症的一种状态。

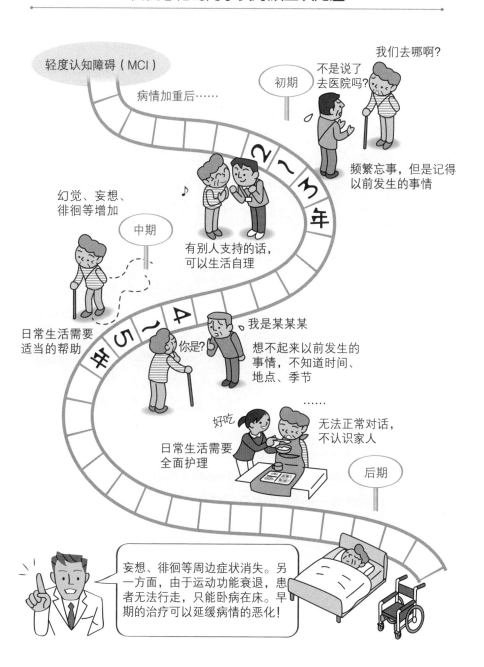

什么是脑血管性认知症

引起脑血管性认知症的原因是脑血管受损。脑血管受损包括脑血管堵塞、破裂等损伤。能够引起认知症的代表性脑部受损即为脑卒中。脑卒中分为脑血管堵塞的脑梗死、脑血管破裂出血引起的脑出血，以及蛛网膜下腔出血。

脑动脉硬化、脑血管变窄或血栓将血管堵塞后都会引起脑梗死。而且除脑以外，例如心血管产生的血栓顺着血流到达脑部后，也会堵塞脑血管。因为所有堵塞的血管血液不流畅，脑内神经细胞就会供氧不足，营养不足，活性低，从而减少和死亡。

脑血管长时间动脉硬化、高血压，脑血管就会变得非常脆弱，破裂出血，即为脑出血。出血后会产生血肿，压迫脑组织，破坏被压迫部位的神经细胞。

脑从外侧开始覆盖了三层膜，分别是硬脑膜、蛛网膜、软脑膜。中间的蛛网膜下腔出血即为蛛网膜下腔出血。蛛网膜下腔出血后，在蛛网膜和软脑膜之间形成血肿，压迫、破坏脑内神经细胞。

脑卒中的特征是发病时通常伴有剧烈的头痛。然而事实上，经过患者本人都察觉不到的少量脑梗死反复发作后，就会出现认知症的症状。不管什么时候，脑梗死和脑出血的主要病因都是动脉硬化、高血压、脂质代谢异常*、糖尿病等生活方式疾病。比起不知道病因的阿尔茨海默型认知症，脑血管性认知症是可以预防的。

用语解说 脂质代谢异常　血液中的胆固醇和中性脂肪的含量过高的状态，又称高脂血症。

引起认知症的 3 种脑血管疾病

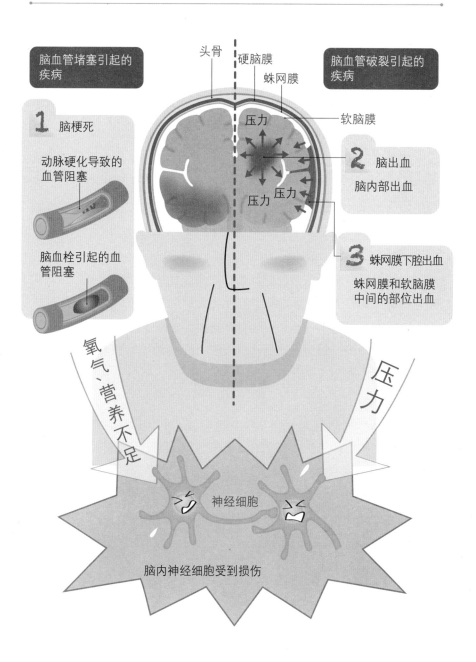

脑血管堵塞引起的疾病

头骨
硬脑膜
蛛网膜

脑血管破裂引起的疾病

1 脑梗死

动脉硬化导致的血管阻塞

脑血栓引起的血管阻塞

压力

软脑膜

2 脑出血
脑内部出血

压力

压力 压力

3 蛛网膜下腔出血
蛛网膜和软脑膜中间的部位出血

氧气、营养不足

压力

神经细胞

脑内神经细胞受到损伤

脑血管性认知症的恶化及其过程

由于脑中风发作非常突然，所以脑血管性认知症发病初期的表现非常明显。但是，由小的脑梗死反复发作引起的认知症，症状渐渐地出现，并不会清晰地知道什么时候发病。所以比起忘事，更多情况下会首先表现出欲望低下、对什么事都漠不关心等症状。

虽然根据脑损伤的部位不同，脑血管性认知症患者表现出的症状不一样，但是大多数都会出现执行功能受损，也会出现无法按照正常程序完成工作、经常迷路、无法使用电视和空调的遥控器及不知道做饭的步骤等状况。在精神方面，经常会因为一些琐碎的事情突然大哭、生气、无法控制自己的情感，也就是情感失禁。

与阿尔茨海默型认知症的认知功能全面受损不同，脑血管性认知症患者只是部分脑受损，所以只有受损部位功能低下。例如，"虽然无法使用电视和空调的遥控器，但是判断能力和理解能力非常好。""虽然记忆力下降不是很厉害，但是变得不怎么会做饭、洗衣服了。"因为脑血管性认知症只引起一部分认知功能障碍，所以又称为不完全认知症。

以上这些症状会在一天到几天不等的周期内发生变化，这也是脑血管性认知症的特点。症状有非常明显的时候，也有不怎么明显的状况。

与阿尔茨海默型认知症会慢慢恶化不同，脑血管性认知症每当病情复发，就会进入下一个阶段，呈阶梯式恶化。所以，可以通过早期适当的治疗和修复等预防病情复发，从而有可能抑制病情的恶化。

呈阶梯式恶化的脑血管性认知症

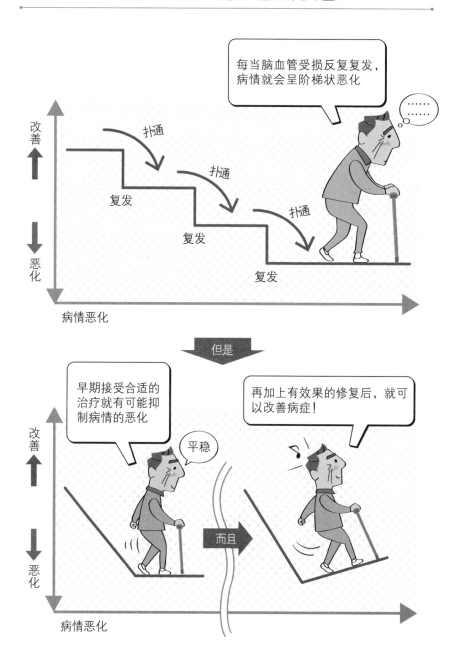

什么是路易体型认知症

　　路易体型认知症的诊断标准于 1996 年确立。以前曾被误认为是阿尔茨海默型认知症和脑血管性认知症，但是近年来由于认知程度的提高和确诊病例增加，已经成为继前两种认知症后的第三大认知症类型，受到广泛关注。

　　路易体型认知症的病因及发病机制不清，路易体是 α-突触核蛋白*由可溶性变为不溶性异常聚集而成。在大约 100 年前，路易体在帕金森病患者脑内被发现。帕金森病患者因为脑干内出现大量路易体，出现了肌肉僵硬、行走困难、手部震颤等特有的症状。在这之后的半个世纪以上的时间内，医学界一直认为路易体只出现在脑干，是帕金森病特有的症状。然而医生们发现，不仅仅在脑干，控制人体认知功能的大脑皮质中也会出现路易体，故而把这一类型的认知症称为路易体型认知症。路易体型认知症患者大脑皮质的神经细胞中出现了大量的路易体。这使神经细胞发生变质、死亡、减少，进而认知功能受到损害。

　　患者开始忘记事情，出现典型的认知功能低下症状时，表明病情在不断恶化中。初期最具代表性的症状就是"出现幻觉"，路易体型认知症患者出现的幻觉非常具体、逼真，如"屋子里有三个陌生人在制造混乱""客厅坐着一个穿粉色衣服的孩子"等。而且还会同时伴随被害妄想症、抑郁症等疾病发生。另外，很多患者的脑干内部也存在路易体，所以同时还会出现帕金森病的症状。这些症状随着时间的流逝，时好时坏，有很大的不确定性，病情恶化速度较快。

　　用语解说　α-突触核蛋白　在中枢神经系统突触前及核周表达的一种可溶性蛋白质，可以调节神经递质的分泌量。

路易体型认知症的特征是产生幻觉和帕金森症状

路易体（Lewy body，LB）是α-突触核蛋白由可溶性变为不溶性异常聚集而成

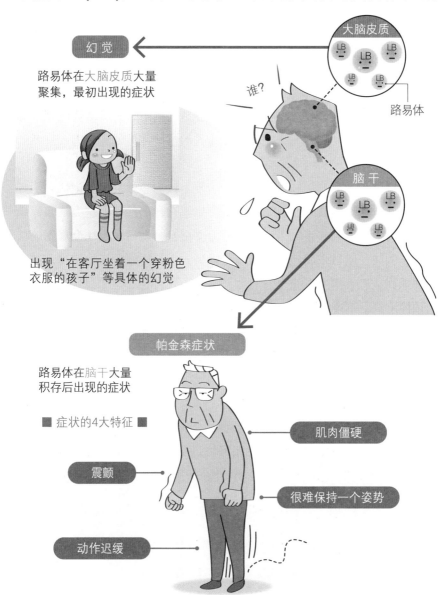

大脑皮质

幻觉

路易体在大脑皮质大量聚集，最初出现的症状

出现"在客厅坐着一个穿粉色衣服的孩子"等具体的幻觉

谁?

路易体

脑干

帕金森症状

路易体在脑干大量积存后出现的症状

■ 症状的4大特征 ■

震颤

动作迟缓

肌肉僵硬

很难保持一个姿势

什么是额颞叶型认知症

额叶和颞叶受损引起的认知症称为额颞叶变性（FTLD），有额颞叶型认知症、语义型认知症*、原发性进行性失语*三种类型。其中最常见的是额颞叶型认知症。

额叶有控制人的情感，制订理性的计划并且实行等作用，也就是说控制人"像个正常人一样"。颞叶控制人的语言及对事物的理解等智力方面的功能。额颞叶型认知症让人的这些部位受到损害，患者的人格和行动会产生明显的变化。

提起认知症的症状，首先大家是不是认为患者会出现记忆力不好的症状，然而额颞叶型认知症却不会出现这样的症状。这类认知症患者因为无法做到和正常人一样，智力受损，会做出无视社会规则的行为。例如，明目张胆地偷东西、骚扰别人等，即便被店员发现，被警察抓到，患者本人也完全没有罪恶感，不反省自己。无视交通信号，顶撞上级，不遵守秩序，被提醒后反而十分生气。

额颞叶型认知症患者会反复做同一件事。和因为忘记所以反复询问同一件事不同，患者会鹦鹉学舌一样一遍遍重复对方的话，并不是想表达什么意思，而是仅仅重复说同一个单词。额颞叶型认知症患者每天还会按照同样的路线散步，也就是"来回走"；也会出现只吃同一种东西、只做同一种饭这样的症状。

额颞叶型认知症病情恶化相当块，从发病到重症，平均只需要6年的时间，认知功能和身体各项功能同时衰退，可能会出现衰弱至死的情况。

用语解说　语义型认知症　不理解事物和话语的意思，无法进行对话。
原发性进行性失语　虽然可以理解话语的含义，但无法流畅说话。

可以改变人格的额颞叶型认知症

大脑额叶和颞叶受损引起的认知症称为额颞叶变性（FTLD）

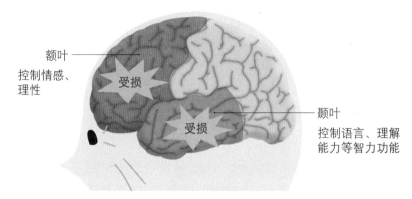

额叶
控制情感、
理性

受损

受损

颞叶
控制语言、理解
能力等智力功能

特征性症状主要有

三个

1 无视社会规则

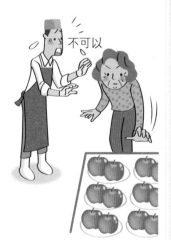

不可以

偷窃、骚扰别人、在公共
场合大吵大闹等

2 鹦鹉学舌一样
重复对方的话

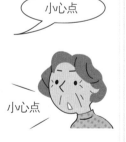

小心点

小心点

说同样的话、模仿
对方的话等

3 反复做同一个
动作

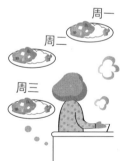

周一

周二

周三

做同一种饭，每天在
同一时间按照同一路
线散步等

其他原因引起的认知症

前面介绍的认知症一般在发病、恶化之后，无法恢复到最初的状态，而且到目前为止，还没有找到完全预防的方法和根治疗法*。其实，有的认知症是可以治愈的，下面就介绍几种治愈概率非常高的认知症。

正常颅压脑积水是一种脑脊液在脑室积聚后，脑室扩大，使得脑部受到压迫的疾病。患者有无法行走、集中注意力低下、尿失禁等认知症症状。但是如果在疾病早期进行手术，将脑脊液排至腹腔内，病症就可以得到改善。

脑组织的原发性肿瘤称为脑肿瘤，通常会出现头痛、呕吐等症状，但是老年患者经常还会出现认知症的症状。如果是良性肿瘤，可以通过手术将肿瘤取出，治愈疾病，认知症也会得到改善。

头部受到重击后，血液积聚在硬脑膜和蛛网膜之间，积聚的血液转化为血肿，脑组织受到挤压，由此引起的认知症称为慢性硬膜下血肿。只要通过手术去除血肿，认知症就会得到改善。

甲状腺功能低下症患者的脑组织没有直接受到损害，而是因为甲状腺激素分泌低下，引起了像认知症一样的症状。如果在出现疲倦、水肿、不容易出汗等症状的同时，还有欲望低下和经常忘事的症状，就有可能患上了甲状腺功能低下症，请尽快就医哟。患者可以通过服用补充甲状腺激素的药物来控制病情，改善病症。

用语解说　**根治疗法**　以完全根治疾病为目的，去除病因的治疗方法。

治愈可能性较高的认知症

正常颅压脑积水

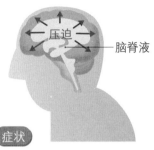

压迫

脑脊液

症状

脑脊液积存在脑室，脑组织受到挤压从而引起认知症症状

解决方法

通过手术排出脑脊液

慢性硬膜下血肿

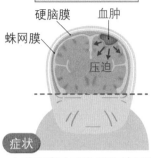

硬脑膜　血肿

蛛网膜

压迫

症状

血液积存在硬脑膜和蛛网膜之间，脑组织受到挤压，从而引起认知症症状

解决方法

通过手术去除血肿

脑肿瘤

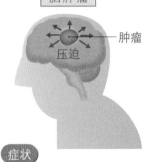

肿瘤

压迫

症状

脑部的肿瘤压迫脑组织，从而引起认知症的症状

解决方法

如果是良性肿瘤，就可以切除

甲状腺功能低下症

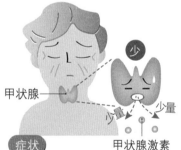

少

甲状腺

少量　少量

甲状腺激素

症状

甲状腺激素分泌减少，由于新陈代谢能力低下而引起认知症的症状

解决方法

可以通过补充甲状腺激素改善认知症的症状

不是只有老年人才会得认知症

四十几岁开始的年轻型认知症

通常，随着年龄的增加，患认知症的概率就会增大，所以认知症很容易被误认为只是老年人的问题，但事实上，处在青壮年阶段的人也会出现认知症的症状，也就是"年轻型认知症"。

年轻型认知症患者在 64 岁以下发病。虽然 20~39 岁的人们也有患认知症的可能，但是现在 40~55 岁的认知症的患者急速增加。

年轻型认知症的病因和老年认知症相同，也可以分为以下几种：阿尔茨海默型认知症、脑血管性认知症、路易体型认知症、额颞叶型认知症等。在日本老年患者中，占比最高的是阿尔茨海默型认知症；而年轻的患者则是脑血管性认知症最多，阿尔茨海默型认知症、额颞叶型认知症次之。而且，在老年认知症患者中，女性患者比例高于男性，而年轻型认知症患者则是男性比例高于女性。

年轻型认知症患者一般会从偶尔忘事开始，出现头痛、眩晕、失眠、不安、自发性*缺乏、欲望低下、抑郁等症状。随着病情的发展，工作和日常生活中出现的错误会增加，做事和处理问题的速度变慢。因为出现忘记开会的时间和客户的名字等情况，工作无法继续进行下去。必须要注意的是，这些症状和抑郁症及更年期的症状非常相似，即便注意到不对劲，和医生说了自己身体的不适，因为年龄的原因，首先，很大可能会被怀疑得了抑郁症或更年期综合征。所以，如果服用了医生开的处方药后病情没有得到改善，就应该确认一下自己是不是得了认知症。

用语解说 自发性 即便没有受到周围的影响，没接收到任何指示，自发地去做一些事。

年轻型认知症的实际状况和病因

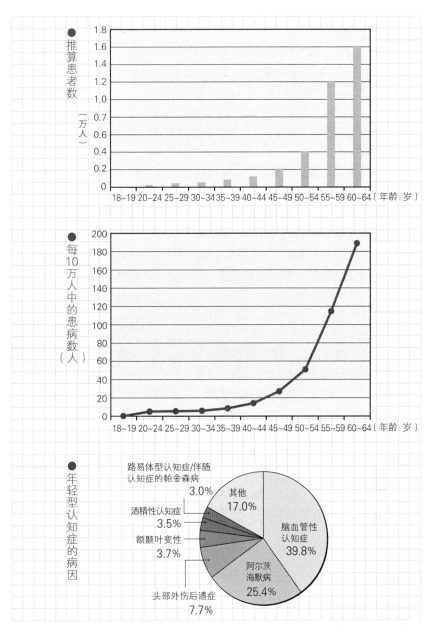

● 推算患者数 （万人）

18~19 20~24 25~29 30~34 35~39 40~44 45~49 50~54 55~59 60~64（年龄：岁）

● 每10万人中的患病数（人）

18~19 20~24 25~29 30~34 35~39 40~44 45~49 50~54 55~59 60~64（年龄：岁）

● 年轻型认知症的病因

路易体型认知症/伴随认知症的帕金森病 3.0%
其他 17.0%
酒精性认知症 3.5%
额颞叶变性 3.7%
脑血管性认知症 39.8%
头部外伤后遗症 7.7%
阿尔茨海默病 25.4%

※日本厚生劳动省. 年轻型认知症的实际情况和基本应对方式的相关研究. 2006~2008年度调查

容易和认知症混淆的"假性认知症"

在疑似认知症初期的患者中，很多人因为得了抑郁症而出现了类似认知症的症状，这种状态称为"假性认知症"，必须和认知症区别开来。

患者得了抑郁症之后，会出现记忆力减退、精力降低、失眠、没有食欲等症状，这些症状和认知症初期的症状类似，特别是老年抑郁症患者，因为年龄的原因，很多会被诊断为认知症。

虽然认知症和假性认知症非常相似，但有以下几个不同之处。

认知症大多从经常忘事等认知功能降低开始，而假性认知症（如抑郁症）一般会在认知功能降低之前，先出现抑郁症状。而且，认知症患者会轻视认知能力测试的结果，否认自己认知能力低下的事实，而假性认知症患者会强调自己能力不足，觉得自己"不知道""做不了"。

在发病初期，需要根据患者出现的认知症的症状，判断出是认知症还是抑郁症，然后进行适当的治疗。如果老人得了抑郁症，有可能会演变为只能卧床移动、自杀等非常严重的情况。抑郁症类型的假性认知症，如果在早期发现、确诊，并进行适当的治疗，认知症的症状就可以得到非常显著的改善。

近年来发现，假性认知症存在可以转变为认知症的可能。随着年龄的增加，其风险也不断提高。不管是为了防止抑郁症恶化，还是为了预防真正的认知症，早期正确的诊断和适当的治疗非常必要。

第 2 章

认知症的征兆和预防方法

最近经常忘记事情，是上了年纪的原因，还是认知症呢？对忘事感到不安的人必须要看！如果可以早一点获得认知症释放的"信号"，就有可能防止疾病的发生和恶化。

随着年龄增长出现的健忘症和认知症的不同

认知症只要恶化，就无法恢复到原来的状态。所以如果可以尽可能早地捕捉到认知症释放的"信号"，就可能延缓疾病的发生和恶化。那么这些"信号"有哪些呢？

"最近，有记忆力减退的倾向"，虽说上了年纪之后，谁都会有这种情况，但记忆力减退有可能隐藏着认知症的"信号"。随着年龄的增长，"忘事"非常正常，但对认知症患者来说，就不是一件好事了。

人的记忆力在20多岁的时候达到顶峰，之后随着年龄的增加呈下降趋势。除了记忆力以外的智力，理性等能力虽然可以根据自身积累的丰富的经验、学识，一直保持到40~60岁，但是一般过了60岁，思考能力、判断能力、适应能力等智能都会衰退。所以，随着年龄的增加，出现忘事、很难记住新的事情都是正常的老化现象。正常的忘事，无需担心。

另外，认知症引起的"忘事"主要原因不是"上了年纪"，而是由脑梗死、脑出血、阿尔茨海默病等脑部疾病使得人体大脑功能急速衰退引起的症状。这和正常忘事的性质完全不同，如果置之不理，病情就会一直恶化。为了能够尽早捕捉到认知症释放的"信号"，将因为上了年纪而忘事和认知症引起的忘事区分开来非常重要。

年龄增加导致的忘事和认知症引起的忘事有这些不同

年龄增加导致的忘事	认知症引起的忘事
只忘记经历过的事情的一部分	忘记自己经历过这件事
能够想起关键的事	想不起来关键的事
能够意识到自己忘事	意识不到自己忘事
不会出现记忆力急速衰退的情况（不会恶化）	以年为单位记忆力衰退程度越来越深（不断恶化）
不影响日常生活	影响日常生活

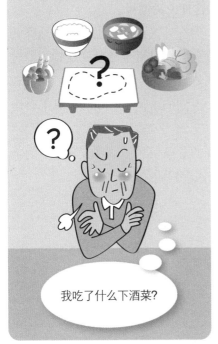

我吃了什么下酒菜？

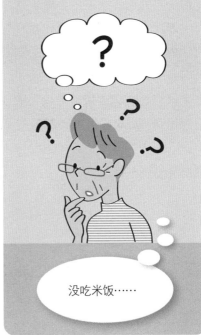

没吃米饭……

一起来捕捉生活中危险的信号

前面已经提到，随着年龄的增加出现忘记事情的情况和因为得了认知症引起的忘记事情完全不同。但是，认知症的症状不会突然就表现得非常明显。每例认知症患者的初期症状不一定完全相同。如果不能正确理解认知症，那么就会让释放出的危险信号从眼皮底下溜走。

例如，经常会发生类似"昨天忘性比较大，但是今天头脑非常清楚"的情况。因为家人抱着"如果可以的话，希望不是认知症"的心态，所以出现这样的情况时，可能比较愿意这样想"昨天碰巧状态不好吧，毕竟上了年纪，总有这一天的嘛"。而且，在认知症初期，除了记忆力，患者其他的认知功能一般比较健全。由于患者本人还有一定的社交性和自尊心，所以即便真的忘记了，也能解释过去。如果完全没有认知症的征兆的话，家人也会理解患者的这种说话逻辑。

即便在家人面前频繁出现症状，但在外人面前，也会镇定地降低对话的难度。这种状态被家人亲眼看到，在日常生活中开始觉得不对劲时，患者也会安慰家人"没事，我好着呢"。得了认知症后，患者越来越容易忘记事情，导致失败或做不到的事情也在增加。家人会慢慢意识到"好奇怪""不对劲"。

下面介绍日常生活中容易被发现的危险信号，如果有和记忆吻合或反复出现的情况，一定要去专门的医院检查。

日常生活中应该注意的"认知症的危险信号"

如果经常或反复出现以下情况，请一定要及早去医院接受检查

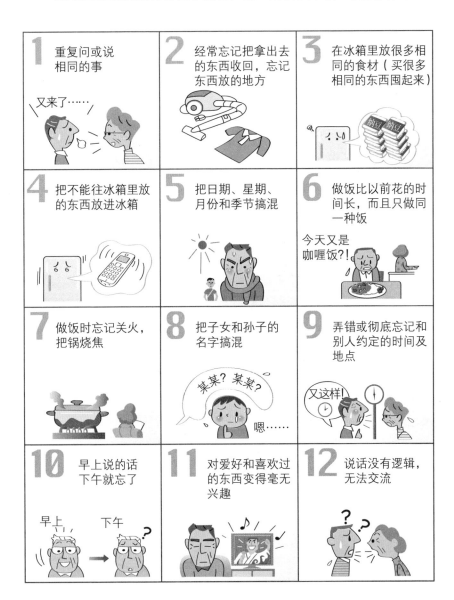

1 重复问或说相同的事

又来了……

2 经常忘记把拿出去的东西收回，忘记东西放的地方

3 在冰箱里放很多相同的食材（买很多相同的东西囤起来）

纳豆 纳豆

4 把不能往冰箱里放的东西放进冰箱

5 把日期、星期、月份和季节搞混

6 做饭比以前花的时间长，而且只做同一种饭

今天又是咖喱饭?!

7 做饭时忘记关火，把锅烧焦

8 把子女和孙子的名字搞混

某某? 某某?

嗯……

9 弄错或彻底忘记和别人约定的时间及地点

又这样!

10 早上说的话下午就忘了

早上　下午

11 对爱好和喜欢过的东西变得毫无兴趣

12 说话没有逻辑，无法交流

　　认知症不是突发疾病。最开始，患者会发生一些小变化，这些变化类似于因为上了年纪而忘记事情，然后随着时间的推移，病情不断加重。虽说，尽可能在比较早的阶段抓住认知症释放出的危险信号，接受诊断非常重要，但是即便出现了几个前文介绍过的危险信号，也不是所有人都会被诊断为认知症。

　　患者在病发前的正常状态到得认知症这段时间，会经历一个类似于"灰色地带"的时期，这个时期称为轻度认知障碍（mild cognitive impairment，MCI）。

　　患者虽然会出现一些明显不是因为上了年纪才能引起的记忆损伤，但也不影响生活。据推测，日本有轻度认知障碍（MCI）的人约400万。

　　我们应该知道，即便被诊断为轻度认知障碍，也不是所有人都会发展为认知症。被诊断为轻度认知障碍，1年后发展为认知症的患者只占10%左右。然而4年之后，几乎50%的人会发展为认知症。但是，过了5年病情都没恶化的人也占到30%左右，而且轻度认知障碍的症状得到改善，和正常人没什么不同的也占20%左右，也就是说，约50%的轻度认知障碍患者不会得认知症。

　　而且，被确诊为轻度认知障碍后，如果针对认知能力低下这一症状采取适当的治疗和预防，2年之内就可能击退认知症的侵袭。

　　但是，确诊轻度认知障碍之后，因为不知道会发展为哪一种类型的认知症，所以对于药物治疗的评价是好坏参半。

　　虽然也有人会进行药物治疗，但是在本书（48页开始）我们会给大家介绍一些以改善生活习惯、训练认知能力为中心的预防对策。

一定要在轻度认知障碍这一阶段觉察异样！

▶▶ 轻度认知障碍的过程 ▶▶

非认知症	认知症

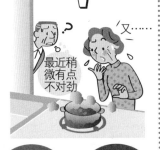

一定要在轻度认知障碍这一阶段觉察异样

最近稍微有点不对劲

又……

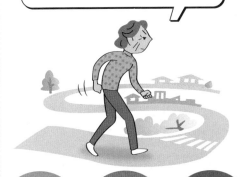

很多人都是在这个时候确诊

正常人 ▶ 轻度认知障碍（MCI） ▶ 轻度认知症 ▶ 中度认知症 ▶ 重度认知症

- 约30%的人会维持这个状态
- 约20%的人能恢复成为正常人

- 1年后，约10%的患者会发展为认知症
- 4年后，约50%的患者会发展为认知症
- 如果进行适当的预防，就可能会推迟认知症的病发

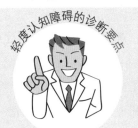

轻度认知障碍的诊断要点

- 知道自己经常忘记事情，也会被周围的人指出来
- 记忆力的相关检查表明，记忆受损不仅仅受到年龄的影响
- 所有的认知功能都正常
- 生活并没有受到影响
- 没得认知症

认知症和生活方式疾病息息相关

生活方式疾病对脑的影响

暴饮暴食、过量饮酒、运动不足、吸烟等不良生活习惯会引起一些"生活方式疾病"。其中最具代表性的就是高血压、糖尿病、血脂异常、肥胖等，认知症与这些生活方式疾病有非常紧密的联系。也就是说，如果管理好自己的生活方式疾病，就会起到预防认知症的作用。

所有类型的认知症中，和生活方式疾病联系最紧密的是脑血管性认知症和阿尔茨海默型认知症。

脑梗死、脑出血等脑血管病变会导致脑部血流中断，从而引发脑血管性认知症。脑血管疾病大多由动脉硬化引起，而加速动脉硬化的就是高血压、糖尿病、血脂异常等生活方式疾病。如果对这些生活方式疾病置之不理，那么就会加速动脉硬化。最后，就会反复出现脑梗死，特别是毫无征兆的脑梗死，进而使得认知症一步步恶化。但是，如果积极治疗、管理这些生活方式疾病，那么就有非常高的概率能够预防脑血管性认知症。

另外，阿尔茨海默型认知症是由脑神经细胞遭到破坏所产生的"老人斑"、神经原纤维缠结*的病变引起的。和直接受到生活方式疾病影响的脑血管性认知症相比，阿尔茨海默型认知症看起来和生活方式疾病没什么关系，但是很多认知症患者往往有两种以上生活方式疾病。很多研究表明，管理好生活方式疾病，有利于延缓认知症的恶化。

用语解说 神经原纤维缠结 一种被称为"Tau蛋白"的特殊蛋白质磷酸化后形成，在神经细胞内积存异常。存在于阿尔茨海默病患者的整个大脑。

44

与生活方式疾病关系密切的认知症

生活方式疾病，就是由不正常的饮食习惯、运动不足、吸烟等不良生活方式直接引起的疾病

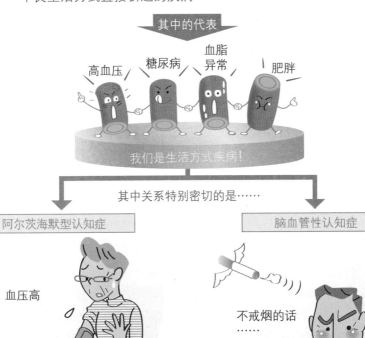

其中的代表

高血压　糖尿病　血脂异常　肥胖

我们是生活方式疾病！

其中关系特别密切的是……

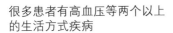

阿尔茨海默型认知症

脑血管性认知症

血压高

不戒烟的话
……

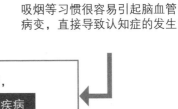

很多患者有高血压等两个以上的生活方式疾病

吸烟等习惯很容易引起脑血管病变，直接导致认知症的发生

有研究表明，

控制生活方式疾病

有利于抑制认知症恶化

要特别注意高血压和糖尿病

在许多生活方式疾病中，需要特别注意的就是高血压和糖尿病。得了高血压之后，血管受到较大的压力，非常容易受损。受损的血管壁附着大量的胆固醇等物质，使得血管变硬、变窄，从而引起动脉硬化。

动脉硬化不断恶化，血管内腔就会变得越来越窄，从而使血液难以流通。之后，心脏就会加大输送血液的力度，使得血压升高。这样，就会陷入高血压和动脉硬化互相促进的恶循环，增加得认知症的风险。

根据日本九州大学有关生活方式疾病的调查"久山町研究"显示，和血压正常的人相比，轻度高血压患者得脑血管性认知症的频率高出4.5~6.0倍，再严重一些的高血压患者则高出5.6~10.1倍。因为这项研究并没有清楚地提到生活方式疾病对阿尔茨海默型认知症的影响，所以我们借鉴了美国德克萨斯大学的研究。该研究显示，容易得遗传性阿尔茨海默病的人，得认知症的风险较高。

控制血糖值的胰岛素不起作用后，血糖值持续升高的状态就是糖尿病。患糖尿病后，所有血管都将受到影响，脑血管也不例外，所以得脑血管性认知症的风险就会变高。最近，糖尿病和阿尔茨海默病的联系也逐渐明了。胰岛素分解酶也可以分解 β–淀粉样蛋白，而糖尿病患者这项功能不健全，所以容易积存 β–淀粉样蛋白，进而增加得阿尔茨海默型认知症的风险。

不能忽视糖尿病和高血压。哪怕是为了预防认知症，也要接受适当的治疗以及改善自己的生活习惯，控制血压和血糖值。

认知症的发病风险

※摘自日本九州大学研究生学院医学研究院"久山町研究"

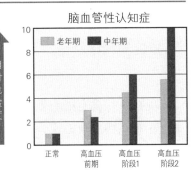

高血压

阿尔茨海默型认知症

脑血管性认知症

相对危险度

（图表横轴：正常 / 高血压前期 / 高血压阶段1 / 高血压阶段2，图例：老年期、中年期）

■ 高血压的诊断标准 ■

分类	收缩压		舒张压
最佳血压	<120(mmHg)	和	<80(mmHg)
正常血压	120~129	和（或）	80~84
血压正常高值	130~139	和（或）	85~89
轻度高血压	140~159	和（或）	90~99
中度高血压	160~179	和（或）	100~109
重度高血压	≥180	和（或）	≥110
收缩期高血压	≥140	和	<90

控制血压非常重要

※摘自日本高血压学会.高血压治疗方针2014

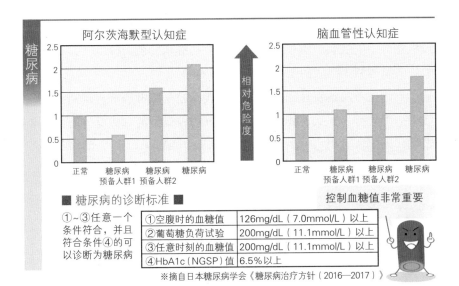

糖尿病

阿尔茨海默型认知症

脑血管性认知症

相对危险度

（图表横轴：正常 / 糖尿病预备人群1 / 糖尿病预备人群2 / 糖尿病）

■ 糖尿病的诊断标准 ■

①~③任意一个条件符合，并且符合条件④的可以诊断为糖尿病

①空腹时的血糖值	126mg/dL（7.0mmol/L）以上
②葡萄糖负荷试验	200mg/dL（11.1mmol/L）以上
③任意时刻的血糖值	200mg/dL（11.1mmol/L）以上
④HbA1c（NGSP）值	6.5%以上

控制血糖值非常重要

※摘自日本糖尿病学会《糖尿病治疗方针（2016—2017）》

怎么预防认知症

现在，并没有能够做到 100% 预防认知症的方法。但是，有研究显示，有一些危险因素会导致认知症病发。在这些危险因素中，虽然年龄的增加和遗传这两种因素是无法避免的，但是很多危险因素会随着生活方式的改变而减少，进而降低认知症的发病风险。

认知症的预防对策大致分为两类：第一类应对方法是在日常生活中要注意养成一些不容易得认知症的生活习惯。在所有类型的认知症中，占比最高的阿尔茨海默型认知症和脑血管性认知症，会因为生活方式引起的疾病增加发病的风险。饮食均衡、适当运动、完全戒烟等良好的生活习惯有利于降低得认知症的风险。通过积极培养兴趣爱好、多与人接触等开心快乐地度过每一天非常重要。第二类应对方法为直接提高认知能力，进行"脑部训练"。在认知症前期即轻度认知障碍时期，除了忘记事情，还会出现一些和普通的老化现象完全不同的认知功能低下的症状。越早认识到自己有哪些认知能力降低，并且加以锻炼，越有利于维持甚至提高自己的认知能力。

不论是不易诱发认知症的生活方式，还是脑部训练，都需要在生活中搭配进行。那么，我们来了解一下两种类型的方法具体需要怎么做吧！

诱发认知症的危险因素

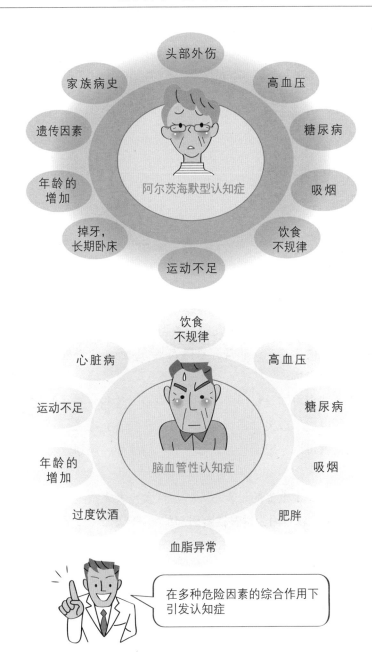

头部外伤

家族病史

高血压

遗传因素

糖尿病

年龄的
增加

吸烟

掉牙,
长期卧床

饮食
不规律

运动不足

阿尔茨海默型认知症

饮食
不规律

心脏病

高血压

运动不足

糖尿病

年龄的
增加

吸烟

过度饮酒

肥胖

血脂异常

脑血管性认知症

在多种危险因素的综合作用下
引发认知症

不容易得认知症的生活习惯

所有饮食习惯引起的疾病的预防都缺不了对饮食习惯的改善。当然，大脑的灵活运转需要能量和营养的维持，所以对认知症来说，饮食生活也非常重要。

想要改善饮食生活，首先必须记住：营养均衡，一日三餐合理搭配。

营养均衡，指适量摄取糖类（碳水化合物）、蛋白质、脂肪这三大营养物质，以及维生素、矿物质、膳食纤维。你可能会觉得很难做到，只要记得以下这些就好：糖类从米饭、面包、面食等摄取，蛋白质和脂肪则从肉、鱼、鸡蛋、牛奶、豆制品等摄取，维生素、矿物质、膳食纤维可以从蔬菜、海藻类食物、菌类等摄取。

在现代人的生活中，非常容易摄入脂肪，所以需要注意的是，不要摄取过量的脂肪。

理想的饮食习惯是每顿饭都可以均衡摄入这些营养，但是并不容易做到。所以，午饭欠缺的营养，也可以晚饭补充摄入，只要保持当天营养均衡就可以。想要达到一日三餐合理搭配，规划营养均衡非常重要。

还有一点非常重要的是，不要过量饮食！大多数生活方式疾病的罪魁祸首肥胖，就是因为过量饮食引起的。一定要记住，饮食八分饱！

为了预防认知症而改善饮食习惯需要注意的事项

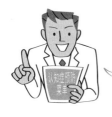

● 营养均衡
● 一日三餐合理搭配
● 吃饭八分饱

理想的进食搭配包括主食、主菜、配菜、汤

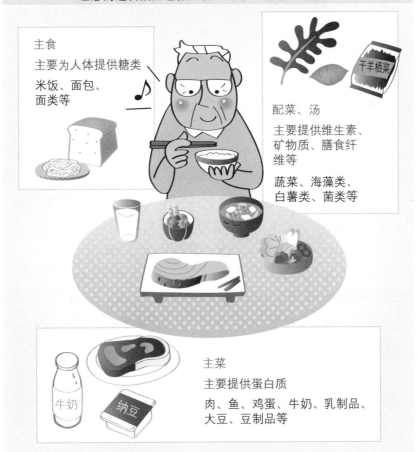

主食

主要为人体提供糖类

米饭、面包、面类等

配菜、汤

主要提供维生素、矿物质、膳食纤维等

蔬菜、海藻类、白薯类、菌类等

主菜

主要提供蛋白质

肉、鱼、鸡蛋、牛奶、乳制品、大豆、豆制品等

多吃青鱼和绿色黄色蔬菜

关于改善生活方式，除了前面提到的基本知识外，为了预防认知症，还需要进一步注意以下几点。

首先，多吃富含抗氧化物质的食物。构成人体的细胞中，每天都会产生一种叫做"活性氧"的物质。活性氧具有非常强烈的氧化作用，可能会诱发癌症、老化、生活方式疾病等。

虽然人体本身具备抗氧化的能力，但是随着年龄的增加，这种能力会慢慢衰退。随着年龄的增加，身体内部会不断产生加速人体老化的物质，且对抗老化的能力也越来越弱。随着年龄的增加，大脑发生异常老化的现象而引发的症状称为认知症。所以，抑制细胞内活性氧的运动非常重要，也就是说，要积极摄取可以抗老化的抗氧化物质。维生素A、维生素C、维生素E、β–胡萝卜素、番茄红素、多酚等天然物质拥有非常强大的抗氧化作用，担心自己得认知症的人，平时可以多吃富含这些天然物质的绿色黄色蔬菜、水果。

其次，需要注意的是摄取类脂物的方法。除了肉和鱼所含的脂肪，用于烹饪的油、黄油等都含有类脂物。如果想要预防认知症，可以摄取一些青鱼脂肪中的DHA*、EPA*，或是烹饪用橄榄油、亚麻油。这些类脂物可以让大脑更加顺畅地传达信息，让脑神经细胞的细胞膜保持健康的状态。

蔬菜、水果、青鱼等食材，不仅可以预防认知症，也可以有效预防生活方式疾病，一定要多吃哟！

 DHA 二十二碳六烯酸。EPA 二十碳五烯酸。DHA和EPA同时被称为"omega 3"，是人体必需脂肪酸的其中一种。鲔鱼、沙丁鱼等青鱼中DHA、EPA的含量较高。

对预防认知症有积极作用的食品

重点：活性氧会促进老化和引起生活方式疾病，要多吃能够抑制活性氧的食物

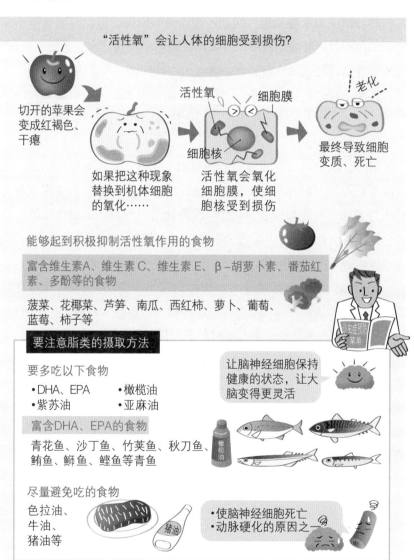

"活性氧"会让人体的细胞受到损伤?

切开的苹果会变成红褐色、干瘪

活性氧　细胞膜

老化

细胞核

最终导致细胞变质、死亡

如果把这种现象替换到机体细胞的氧化……

活性氧会氧化细胞膜，使细胞核受到损伤

能够起到积极抑制活性氧作用的食物

富含维生素A、维生素C、维生素E、β-胡萝卜素、番茄红素、多酚等的食物

菠菜、花椰菜、芦笋、南瓜、西红柿、萝卜、葡萄、蓝莓、柿子等

要注意脂类的摄取方法

要多吃以下食物
· DHA、EPA　　· 橄榄油
· 紫苏油　　　· 亚麻油

让脑神经细胞保持健康的状态，让大脑变得更灵活

富含DHA、EPA的食物

青花鱼、沙丁鱼、竹荚鱼、秋刀鱼、鲔鱼、鰤鱼、鲣鱼等青鱼

尽量避免吃的食物
色拉油、牛油、猪油等

·使脑神经细胞死亡
·动脉硬化的原因之一

53

养成适当运动的习惯

改善生活习惯时，和改善饮食习惯同样重要的就是，要养成适当运动的习惯。大家都知道，运动不足会导致肥胖，但是可能有所不知的是，在所有肥胖的类型中，人体内脏脂肪堆积的"内脏脂肪型肥胖"会非常容易同时引起血脂异常、高血压、糖尿病等生活方式疾病。

作为一种"代谢综合征"，若内脏脂肪型肥胖同时引起多种生活方式疾病，就会加剧动脉硬化，从而增加脑卒中的风险，最终引起脑血管性认知症。

另外，运动可以有效预防或抑制阿尔茨海默型认知症的恶化。大脑内部积存的一种称为 β- 淀粉样蛋白的特殊蛋白质会引发阿尔茨海默病，运动可以增加能够分解 β- 淀粉样蛋白的酶，即脑啡肽酶，从而起到预防认知症的作用。有实验表明，患有阿尔茨海默病的小白鼠，随着体内脑啡肽酶的增加，学习、记忆能力可以恢复到正常水平。

运动时，肌肉细胞会分泌一种称为鸢尾淀粉*的激素。鸢尾淀粉能够起到增加活化大脑作用的物质（即脑源性神经营养因子，BDNF）的作用，BDNF 不足往往会引起阿尔茨海默病。

运动可以增加体内鸢尾淀粉的含量，从而让大脑更灵活，起到预防认知症的作用。

每周 3~4 次，每次 30 分钟的有氧运动，可以起到预防认知症的作用。参加运动团体，和家人、朋友一起运动，不仅心情愉悦，还能增进感情。

 用语解说 鸢尾淀粉 运动时由肌肉细胞产生的一种激素，不仅能够增加 BDNF 的作用，还可以帮助燃烧体内脂肪，近年来备受瞩目。

运动为什么可以预防认知症

运动的功效1

β–淀粉样蛋白会引起阿尔茨海默病，而运动可以增加能够分解β–淀粉样蛋白的脑啡肽酶（NEP）

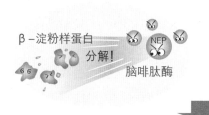

β–淀粉样蛋白

分解！

脑啡肽酶

NEP

运动的功效2

促进肌肉细胞分泌"鸢尾淀粉"，鸢尾淀粉可以增加能够让大脑更灵活的物质脑源性神经营养因子（BDNF）

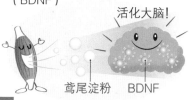

活化大脑！

鸢尾淀粉　　BDNF

走路可以起到预防认知症的作用

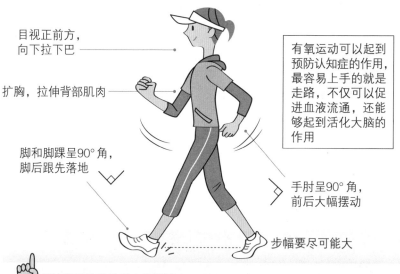

目视正前方，向下拉下巴

扩胸，拉伸背部肌肉

脚和脚踝呈90°角，脚后跟先落地

有氧运动可以起到预防认知症的作用，最容易上手的就是走路，不仅可以促进血液流通，还能够起到活化大脑的作用

手肘呈90°角，前后大幅摆动

步幅要尽可能大

👆 保持运动愉快的重点和秘诀

- 每次运动30分钟左右，每周运动3~4次
- 养成良好的运动习惯非常重要
- 和同伴一起运动
- 参加当地的运动团体、步行团体
- 接受健身房教练的指导

防止体力下降

除了前面提到的，运动还有一个很重要的作用，那就是能够防止因体力不支发生摔倒、卧床不起的情况。老年人卧病在床后，非常容易得阿尔茨海默型认知症。虽然卧床并不是导致阿尔茨海默病的直接病因，但是如果患有轻度认知障碍或处在认知症初期的人长期卧床不起，那么病情就会急速反复恶化。

我们在站、坐、走的过程中，无意识地使用了大脑的各项功能，大脑可以发出让手和脚做出动作的指令，如果有台阶，也能发出让脚稍微抬高一点的指令。然而，卧床以后，就会减少对大脑的刺激，睡眠、发呆的时间变长后，对任何事情都会提不起兴趣。这也是使大脑功能下降的原因之一。

老年人卧床的原因主要有两个：一个原因是脑卒中，前面已经介绍了预防生活方式疾病的方法，这些方法也可以起到预防因脑卒中而导致的卧床。另一个原因是由于摔倒引起的骨折。上了年纪后，视力等感知能力，保持身体平衡的能力，肌肉的柔软程度，对突发情况的判断能力，以及反射神经等会不断衰退，所以，只要稍微有一点高低差，就容易摔倒。

想要避免摔倒引起骨折，进而卧床的话，最重要的就是防止体力下降。虽然走路可以起到增强体力的作用，但还是要养成做伸展体操、肌肉训练的习惯。

接下来将给大家介绍一些在家里也能简单进行的肌肉训练方法，请一定要跟着做哟！

防止认知症患者卧床的原因跌倒

推荐 ▶ 防止体力下降的体力训练

单脚站立　提高平衡能力和集中力

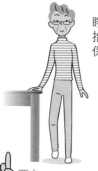

睁开双眼，单脚抬高离开地面，保持1分钟

※左右脚交替，各保持1分钟为一组，每天进行3组

☝ 要点

- 为了避免摔倒，请在手可以扶着的地方进行
- 不要把脚抬得太高
- 熟练之后，试着闭上双眼进行

下蹲　提升下肢的力量

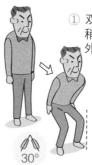

① 双脚的距离比肩宽稍微宽些，脚尖往外倾斜30°站立

② 跟随深呼吸的节奏，像是要往椅子上坐一样，弯曲髋关节和膝盖

30°

※每组5~6次，每天3组

☝ 要点

- 做动作时不要屏住呼吸
- 下蹲时膝盖不超过脚尖
- 膝盖和脚的第二跚指方向一致

前蹲

提高下肢的柔软性、平衡能力、肌肉的力量

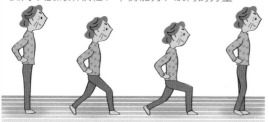

要点

- 扩胸，保持正确的姿势
- 迈步不要太大，迈步太大可能会影响身体平衡

① 手放在腰间，双腿立正站直

② 脚慢慢向前迈一大步

③ 腰部降到和大腿保持水平的程度

④ 抬高腰部，将迈出的脚收回原位

※每组左右交替各5~10回，每天做2~3组

吸烟的人请立刻戒烟

想要预防认知症，吸烟的人从今天，现在开始，能做到的事情就是戒烟。

提起吸烟的危害，可能很多人会想到肺癌、喉癌、咽喉癌等呼吸系统癌症。但是，烟草里的有害物质会随着血液扩散到全身，即便没有直接接触，也会增加得胃癌、食管癌、肝癌、胰腺癌、乳腺癌、子宫癌等的风险。而且，吸烟是引起高血压的最大的危险因素。即便只吸一支烟，血压也会升高。烟草里所含的尼古丁会促进血管收缩物质、血压升高物质的分泌。另外，烟草中所含的一氧化碳可以夺取血液中的氧气，从而导致心脏供氧不足、心跳加快、血压升高。

吸烟的人非常容易得糖尿病。吸烟会刺激交感神经使血糖值上升，阻碍胰岛素在体内发挥作用。吸烟不仅妨碍糖尿病患者的治疗，而且还会增加得心肌梗死、脑卒中的风险。

那么吸烟和认知症有什么关系呢？

熊本戒烟推进论坛调查了50~69岁人群的吸烟量和20年后此人群失智症的发病概率，随着吸烟量的增加，发病率也会变高，和不吸烟的人相比，每天吸11~40支烟的人发病率是其1.4倍，每天吸41支以上的超级烟民，发病率更是高达2.1倍。而且，烟草的烟会损伤大脑皮质，降低记忆力。

吸烟的人，现在请马上戒烟。不能靠自己的意志力戒烟的人，可以去医院接受辅助戒烟治疗。

吸烟会增加得认知症的风险

认知症和吸烟的关系

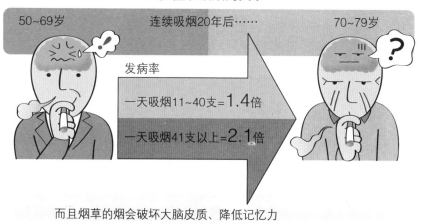

而且烟草的烟会破坏大脑皮质、降低记忆力

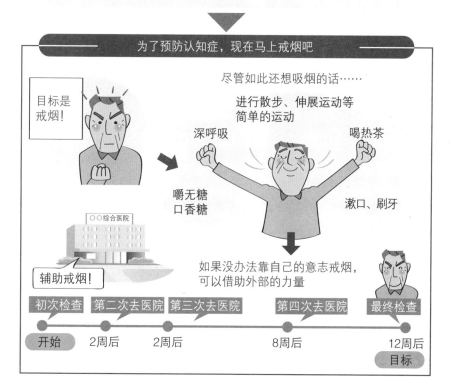

不仅仅是口腔的问题！注意是否得了牙周病

您知道吗？牙周病会增加得认知症和生活方式疾病的风险。

牙齿和牙龈之间的缝隙存有牙菌斑*（又称牙垢）之后，就会滋生牙周病菌。牙周病菌会感染牙龈和牙周组织，引起的炎症就是牙周病。如果不重视牙周病的话，牙龈和牙槽骨（下颌骨）会慢慢遭到破坏，最终牙齿变松，不得不将牙齿拔掉。

过去，很多日本人因为龋齿（俗称蛀牙）而拔牙，但随着生活方式的改变及老龄化程度的加深，近年来越来越多的人因为得了牙周病而拔牙。而这种"牙齿脱落"也是引起认知症的危险因素。与有 20 颗以上牙齿的人相比，牙齿只剩几颗并且没有使用假牙的人，得认知症的风险大概是其 2 倍。

牙齿脱落之后，吃饭、说话都会受到影响，从而不愿意外出，不愿与人交往，只想呆在家里。如果一直持续这种萎靡不振的状态，不仅仅是体力，大脑也会开始衰退，从而降低认知能力。另外，牙周病菌会随着血液流向全身，诱发各种疾病，甚至让身体原有的疾病恶化。牙周病菌进入血管后，会阻碍控制血糖值的胰岛素的工作，妨碍糖尿病的治疗，甚至让其恶化。而且牙周病菌会让动脉的血管壁感染，引起炎症，增加动脉硬化、脑卒中、心肌梗死的患病风险。

不要忽略牙周病和龋齿，一定要接受治疗。预防牙周病，要使用正确的刷牙方式清洁口腔，减少牙垢，重要的是，每年还要去 2 次医院，检查自己是否患有牙周病。

用语解说 牙菌斑 附着在牙齿上的污垢，又称牙垢。牙菌斑中约 80% 的细菌会引起牙周炎和蛀牙。

牙周病增加认知症患病风险的原因

牙周病导致的牙齿脱落是诱发认知症的危险因素，与有20颗以上牙齿的人相比，牙齿只剩几颗并且没有使用假牙的人，得认知症的风险大概是其2倍

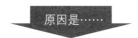
原因是……

1 让生活变得没有活力

影响吃饭、对话，因此外出、与人交往慢慢减少，长期闭门不出

2 诱发各种疾病

牙周病菌随着血液流向全身，增加糖尿病等疾病的患病风险

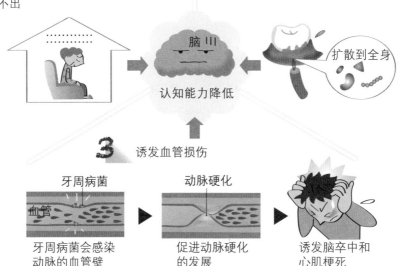

脑
认知能力降低

扩散到全身

3 诱发血管损伤

牙周病菌
动脉硬化
血管

牙周病菌会感染动脉的血管壁

促进动脉硬化的发展

诱发脑卒中和心肌梗死

其中重要的是控制牙菌斑以防牙齿脱落

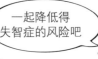

- 饭后20分钟内刷牙
- 饮食规律
- 吃富含纤维的食物时，要细嚼慢咽
- 定期去医院去除牙石
- 治疗龋齿（俗称蛀牙）
- 使用可以调整口腔环境的功能性口香糖
- 晚上睡觉前不要吃东西

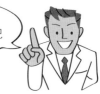
一起降低得失智症的风险吧

积极地与人交往、参与社交活动

经常与人交往的人和几乎不怎么与人交往的人，得认知症的容易程度相差多少呢？

瑞典的一项调查显示，以1000名独居且几乎没有家人、朋友的人为对象，调查了他们的认知症发病率，1000人中有160人得认知症。另外，还以1000名和家人住在一起、并且孩子或朋友每周会来探望至少一次的人为对象，进行了同样的调查，1000人中只有20人得认知症。由此可见，几乎不与人交往的人得认知症的概率是经常与人交往的人的8倍。

人际关系好的人，会有很多出门的机会。外出与人见面，同时得到使用大脑的机会。预约，做约定，为了能够按照约定的时间见面，计算时间，穿什么去，坐几点的电车，见面之后先说什么，等等，虽然意识不到，但整个大脑已经在运转了。而且，和别人见面，对话，留心周围的人等行为，会让大脑更加灵活。日复一日，可以起到预防认知能力低下的作用。

人上了年纪之后，和社会的联系会慢慢减少，而失去和人交流的机会是降低认知能力的主要原因之一。为了不脱离社会，和家人的交流自不必说，也要重视和朋友、熟人之间的交流。

另外，参加当地的老年协会、兴趣小组等也是一种不错的选择。新的邂逅不仅可以让大脑受到更多刺激，还可以增加兴趣爱好、扩大活动范围。

与社会建立联系的人不容易得认知症

人际交往、参与社交活动是一种防止认知能力下降的训练

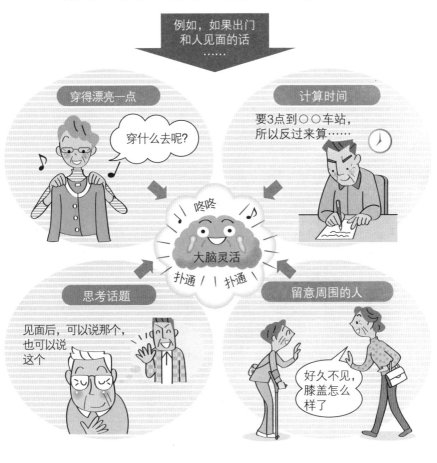

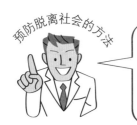

- 和家人、朋友、熟人多联系
- 参加当地的集会等
- 新的邂逅能刺激大脑，有利于预防认知症

日常点滴刺激对大脑发育很重要

有很多人虽然大脑有明显的病变萎缩，但过了很多年也不会得认知症。那么，这些人为什么不会得认知症呢？

除了之前介绍过的那些生活习惯，还有一点要考虑的就是大脑的可塑性*。即便大脑中某一区域的功能降低，其他区域也可能会代替这一区域发挥其功能，这就是大脑的可塑性。使用头脑，能够让这种代替能力进一步发育。

从前，就有"勤用脑不糊涂"的说法。有研究表明，经常使用大脑智力功能的人不容易得认知症，并且智力方面的刺激可以维持或提高认知能力。为了防止认知症的病发，建议每天都要接受智力刺激。

不要把智力刺激想得太复杂。日常生活中，读书、听音乐、做饭、下围棋、下象棋、旅行等都能起到智力刺激的作用。例如，做菜的时候，必须知道刀的使用方法，为了避免切到手指，需要不停地移动菜刀。应该按照什么样的顺序烹饪切好的食材，用锅煮热水，准备盛放食材的餐具，想要完成整个烹饪的过程，需要同时进行几项不同的工作。不仅仅是做菜，日常生活中所有不怎么留意的事情，都能让大脑更加灵活。

什么都不干，一直发呆对大脑影响最不好。享受自己的兴趣爱好、外出、人际交往等积极活动可以起到锻炼大脑的作用。

用语解说 牙菌斑 按照想法保持一定的形状。可塑性是可变化的性质。

代替大脑失去的功能的日常生活习惯

即便大脑某一区域的功能降低，其他区域也可能会代替这一区域发挥其功能，这就是大脑的可塑性

能让这种代偿功能形成的重要因素是
日常生活中对智力的刺激

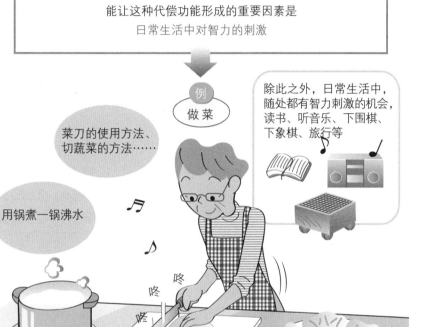

例
做菜

菜刀的使用方法、切蔬菜的方法……

用锅煮一锅沸水

除此之外，日常生活中，随处都有智力刺激的机会，读书、听音乐、下围棋、下象棋、旅行等

注意不切到手指

把菜盛在盘子里

不仅仅是做菜，日常生活中所有无意识的动作，都有发挥大脑智力功能的作用

要防止认知功能衰退

从现在开始，将给大家介绍另外一种非常重要的应对认知症的对策，即可以训练认知能力的脑部训练，但这绝对不是一件难事。

预防认知症的脑部训练，主要训练三种认知能力，接下来就简单地介绍一下。

人的大脑有很多认知能力，如记忆力、识别时间和地点、判断事物、制订并实行计划等。所谓认知症，就是指这些能力低下。但是，并不是所有的认知能力都会随着认知症的发病降低，从发病前开始，会有三种认知能力慢慢下降，分别为情景记忆能力、注意力分配能力、制订计划的能力。如果能有意识地重点使用这三种能力，就可以起到预防认知症的作用。

第一种能力是情景记忆能力，情景记忆是指对自己曾经经历过的事情的记忆，例如，昨天和儿子一家吃饭了，这种记忆就属于情景记忆。如果想要训练情景记忆能力，就要记忆一些最近发生的事情和自己经历过的事情，然后再回忆起这些。具体来说，只要做到"回忆昨天发生的事情""有意识地让自己不要忘记自己的行为"就好。习惯之后，可以挑战两天或三天之前的记忆。每天早上想一下"昨天早上吃了什么"，把两天或三天前的事情写在日记里，都是不错的方法；或者每天看某个电视台早上播放的连续剧，如果记不起来昨天播放的剧情，就没办法接着看下去，所以这也是一个训练大脑的方法。

当然，不管哪一种方法，最重要的还是能够坚持下去，请一定要养成习惯哟！

训练认知能力的脑力训练①——情景记忆能力的训练

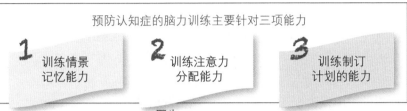

预防认知症的脑力训练主要针对三项能力

1 训练情景
记忆能力

2 训练注意力
分配能力

3 训练制订
计划的能力

医生

1 情景记忆是指对自己经历过事情的记忆

把这当作是
猜谜游戏吧

答对了

医生

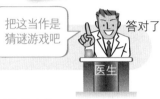

1 回忆昨天早餐吃了什么

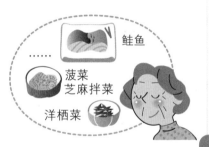

鲑鱼

……

菠菜
芝麻拌菜

洋栖菜

2 把两天前发生的
事记在日记里

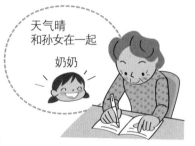

天气晴
和孙女在一起

奶奶

情景记忆能力的脑部训练

3 记账的时候不看发票

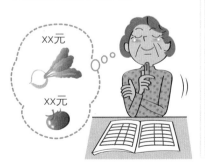

××元

××元

4 回忆昨天看的电视节目的内容

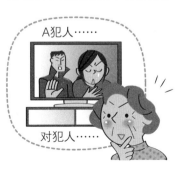

A犯人……

对犯人……

同时做多件事情

　　预防认知症需要训练的第二种能力就是注意力分配能力。注意力分配能力，用一句话来说，就是能够同时干很多件事情。

　　可能有人会觉得，怎么听着像杂技演员一样，事实上并非如此，我们在日常生活中就能发挥这种能力。例如，边洗衣服边打扫，边洗东西边整理桌面，等等，家务活多的人都经历过这些事。再如，技术高超的销售人员，会一边考虑对方的心情和立场，一边选择合适的话语，达成目的。在这个过程中，观察人的表情和心情，组织语言，以及讲话这三个动作同时进行，将注意力分配能力运用到了极致。

　　像这样，在进行两项或三项事情的同时，为每一项事情分配自己的注意力，并且运用自如的能力就是注意力分配能力。如果这种能力降低，那么犯"稀里糊涂的错误"的次数就会增加，例如，买东西时却忘记买最重要的东西等。

　　训练注意力分配的脑部训练被称为双重任务训练，也就是同时进行两个任务的意思。双重任务训练通过将运动和使用大脑的行为结合起来，达到训练注意力分配的目的。例如，在日常生活中，边走路边和别人说话、边看电视边做家务、边洗澡边唱歌等行为都是双重任务训练。另外，还可以把自己的兴趣和运动结合起来，如边散步边做减法、在卡拉OK边看歌词边唱歌、边做操边玩游戏接龙等都是不错的选择。边玩边做效果会更好。

训练认知能力的脑部训练②——注意力分配能力的训练

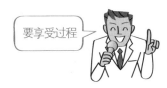
要享受过程

注意力分配能力是指同时做
两件以上事情的能力

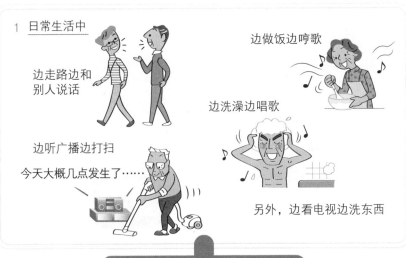

1 日常生活中

边走路边和
别人说话

边听广播边打扫

今天大概几点发生了……

边做饭边哼歌

边洗澡边唱歌

另外，边看电视边洗东西

注意力分配能力的脑部训练

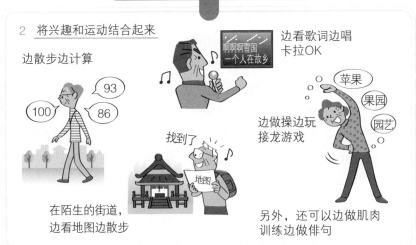

2 将兴趣和运动结合起来

边散步边计算

93
100
86

边看歌词边唱
卡拉OK

啊啊啊雪国
一个人在故乡

找到了

地图

苹果
果园
园艺

边做操边玩
接龙游戏

在陌生的街道，
边看地图边散步

另外，还可以边做肌肉
训练边做俳句

做一件事之前先制订计划

预防认知症需要训练的第三种能力就是制订计划的能力。在开始做一件事情之前，为了保证可以顺利进行，需要思考做这件事的步骤，然后实行，这种能力就是制订计划的能力。从思考做菜的步骤到制订旅行的计划，生活中有非常多的地方需要用到这种能力。

如果计划能力低下，就会觉得做饭很烦，不愿意出门。因为不去挑战新鲜事物，所以生活变得单调，导致长期闭门不出。最后，认知能力就会变得越来越低。

想要计划能力不衰退，可以尝试做新的菜式、制订旅行的计划等，积极行动才是最重要的。就拿购物这件事来说，想要提高效率，就必须事先思考购物的顺序，尝试走不同的路线去同一家店，去和平时不同的店买东西，也可以达到训练计划能力的作用。

另外，园艺，学习使用电脑，以及玩围棋、象棋、麻将等需要用脑的游戏，在玩乐的同时还可以训练计划能力。根据东京都健康长寿医疗中心研究所（原东京都老人综合研究所）和世田谷区，在2005~2007年共同进行的研究显示，在这三年间，参加了旅行、做饭、电脑、园艺等活动项目的老年人，情景记忆能力和注意力分配能力比没参加的人高。

长时间持续享受能够刺激计划能力的智力活动的乐趣，会让大脑变得更加灵活，有利于防止认知能力降低。

虽然分别介绍了情景记忆能力、注意力分配能力、制订计划能力相关的脑部训练方法，但是如果将脑部训练当作一种压力，那么会起到反效果，享受脑部训练的过程，并且能够坚持下去非常重要。寻找和自己生活方式适合的训练方式，拥有一个能抵抗认知症的健康的大脑吧！

训练认知能力的脑部训练③——制订计划能力的训练

 制订计划能力就是做一件事情时，为了能够顺利进行，事先考虑做这件事的步骤，并且按步骤实行的能力

1 试着按照菜谱写的步骤做一道新菜

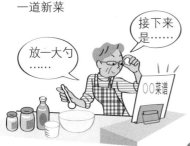

2 制订旅行计划

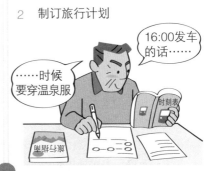

制订计划能力的脑部训练

3 为了提高购物的效率，要事先考虑购物的顺序

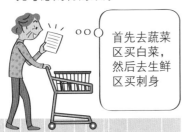

4 试着去从来没去过的店铺购物

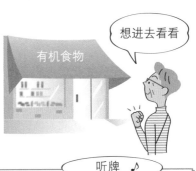

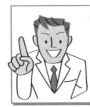 另外，园艺，学习使用电脑，玩围棋、象棋、麻将等需要用脑的游戏，在玩乐的同时还能训练制订计划的能力。但是不要让它们成为你的压力！

地中海式饮食法有利于预防认知症

在地中海沿岸地区，健康且长寿的人很多。因此1970开始，地中海沿岸的饮食习惯被世界瞩目。至此，各国的学者发掘出一个又一个地中海式饮食法的健康效果及其与疾病的关系。地中海式饮食法有利于预防或改善心脏病、脑卒中、糖尿病、肥胖等生活方式疾病，当然，也会起到预防认知症的作用。

地中海式饮食，泛指意大利、西班牙、希腊、葡萄牙、塞浦路斯等地中海沿岸国家的饮食风格。可能地中海式饮食这个名字听不习惯，换成意大利菜或西班牙菜是不是就好理解多了。例如，西班牙海鲜饭、Acqua　Pazza（海鲜料理）、西班牙蒜味虾、沙丁鱼、白汁红肉等都是典型的地中海式饮食。

地中海式饮食的特点是，烹饪时提倡使用橄榄油，强调多吃海鲜、种子类食物、乳制品、蔬菜、水果等，营养十分均衡，少吃肉，搭配适量的红酒。这和前面介绍过的，可以预防认知症的饮食习惯（参见第50~53页）是不是完全一致？

在日本，患癌症和生活方式疾病的人不断增加的原因之一就是饮食生活的欧美化。但是，同属于欧美饮食的地中海式饮食反而可以起到预防和改善病情的作用。大家不妨选择一下地中海式饮食。

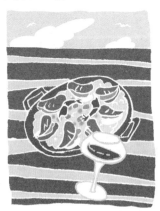

第 3 章

认知症的治疗

近年来，对于认知症的治疗，在不断往好的方向发展，例如，可以选择的治疗药物越来越多等。本章将要给大家介绍抑制病情恶化的最佳药物疗法和缓解周边症状（精神行为症状）的康复训练。

认知症的早期诊治非常重要

可以治愈的认知症和可以延缓病情发展的认知症

本章将为大家详细介绍认知症的最新治疗方法。大家最关心的问题一定是"认知症能够治愈吗"。从结果来看，认知症大致分为两种，即有治愈可能的认知症和能够延缓病情发展的认知症。在第 1 章提到的病因中，如果患者的认知症是由正常颅压脑积水、慢性硬膜下血肿、甲状腺功能减退等疾病引起，那么只要在早期接受适当的治疗，治愈的可能性非常高。

但比较遗憾的是，在所有认知症类型中占比较高的阿尔茨海默型认知症、脑血管性认知症及路易体型认知症，目前没有根治的方法。这几种类型的认知症虽然不能根治，但是通过治疗可以延缓或减轻病情的发展。可以做到让患者尽可能长时间保持"像正常人一样"的生活状态。但是不管哪一种治疗方法，越早接受治疗越好。

家人或周围的人注意到患者有疑似认知症的症状时，可能会困惑，但是绝对不能放弃或置之不理。你担忧的症状可能是"可以治愈的认知症"发出的信号，即便不是可以治愈的认知症，也是越早开始治疗越好。即便是为了找到引起认知症的病因，也要在出现可疑的症状之后，尽早去专科医院接受诊治。

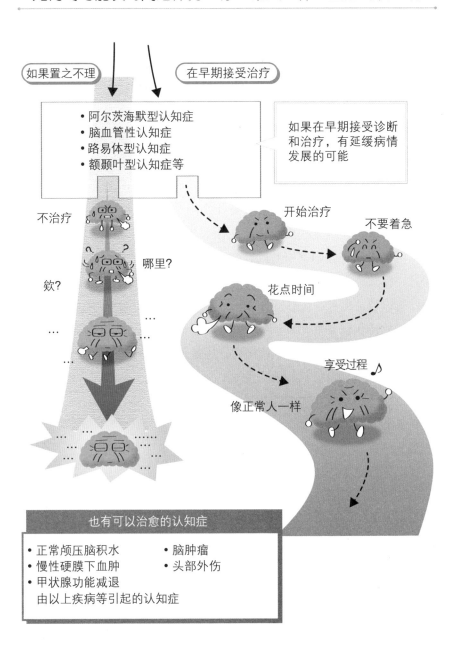

如果置之不理

在早期接受治疗

- 阿尔茨海默型认知症
- 脑血管性认知症
- 路易体型认知症
- 额颞叶型认知症等

如果在早期接受诊断和治疗，有延缓病情发展的可能

不治疗

开始治疗

不要着急

哪里？

欸？

花点时间

…

享受过程 ♪

…

像正常人一样

也有可以治愈的认知症

- 正常颅压脑积水
- 慢性硬膜下血肿
- 甲状腺功能减退
  由以上疾病等引起的认知症

- 脑肿瘤
- 头部外伤

探寻对认知症的认知

虽然精神科、神经科、神经内科、老年病内科等科室都可以治疗认知症，但是最近日本有很多医院开设了专门治疗认知症的科室，如健忘门诊或认知症门诊等。

如果不知道哪些医院有这些门诊，或者不清楚该去哪些门诊接受治疗，可以询问医院的咨询医师或咨询区域综合支持中心*。

到医院接受诊疗，首先要做的就是问诊，这时医生会询问一些症状相关的问题，例如，平时有没有什么困难？这些症状是什么时候开始的？还会询问其他病史及平时吃什么药，家族认知症病史等。患者本人可能无法正确回答所有问题，所以最好有家人或朋友陪同前往。而且，医生也会向家人询问患者的情况，这时可能患者本人不方便在场，所以会请患者在休息室等待。

问诊不仅仅是简单的询问，医生还会观察患者的视力、声音、表情等情况，以此判断患者是认知症，还是正常的老化现象。

问诊之后就是做认知能力测试，虽然测试的方法很多，但在日本一般情况下使用的是"长谷川式简单智能评价标准"。共有9个关于记忆力、方向感、计算能力、注意力集中能力等认知能力相关的问题，满分30分。如果测试分数低于20分，则怀疑患者得了认知症。

另外，这个测试可以客观判断患者是否存在认知能力低下的情况及低下的程度，所以必须患者本人亲自参与测试，即便本人无法参与，家人也不要代劳。

用语解说 区域综合支持中心 日本的各级行政机构设置的帮助当地老年人生活的机构，也是地区护理咨询的第一窗口。

问诊会问这些问题

医生不仅会询问患者本人，还会询问家人或陪同前往的人

※（ ）是家人需要回答的问题

本人： 您现在有什么不方便的地方？
家人： （注意到患者有什么症状？）

本人： 您是什么时候开始的？
家人： （什么时候注意到患者有这些症状？）

本人： 症状是突然出现的，还是不知什么时候就
开始了？
家人： （同上）

本人： 这些症状会随着时间，或者在一天当中，
发生加重或减轻的情况吗？
家人： （同上）

本人： 现在，还患有其他疾病吗？
家人： （同上）

本人： 到目前为止，得过什么大病吗？
家人： （同上）

本人： 现在，在服用什么药物吗？
家人： （同上）

本人： 在有血缘关系的家人中，有得过认知症的吗？
家人： （同上）

> 即便本人无法回答这些
> 问题，家人也不能代劳

问诊表

医生还会通过观察患者的眼、表情、声音等状态，
来寻找得认知症的可能性

长谷川式简单智能评价标准·满分30分
可以客观判断患者是否认知能力低下及其程度

如果分数在20分以下，则怀疑患者得了认知症

通过问诊和认知能力测试，得认知症可能性高的患者就要检查一下原因。所做的检查包括检测脑内部病变的影像学检查和全身检查。

结构影像学能够显示脑的形状、病变等，检查方法包括电子计算机断层扫描（CT）、磁共振成像（MRI）等。功能影像学可以显示脑的运行状态，检查方法包括单光子发射计算机断层成像术（SPECT）、正电子发射断层成像术（PET）等。在这些检查中，典型的认知症诊断技术是 MRI 和 SPECT。

MRI 技术，利用电磁从各个角度拍摄脑内部的情况，将大脑块状的剖面图成像化。得到的图像比 X 线检查和 CT 检查更清晰，可以清楚地看到脑发生萎缩和梗死的部位，以及是否患有脑肿瘤。

做 SPECT 检查时，会在患者的静脉注射一种放射性同位素，这样就可以检查脑内血流的状态。脑内血流的状态可以反映出脑的代谢，也就是脑的运行情况，所以只要检测到脑内哪个部位血流速度慢，就表明这个部位运行情况较差。

综合这些检查结果，就可以知道引起认知症的原因是阿尔茨海默病，还是脑血管的病变或者是其他的原因。

全身检查包括血液检查、尿液检查、测量血压、X 线检查、心电图检查等，另外，为了不放过任何类似甲状腺功能减退等有治愈可能的认知症，一定要重视这些检查。顺便一提，血液检查可以检测出甲状腺功能是否减退。影像学检查后，若怀疑患者有正常颅压脑积水，可以进行腰椎穿刺，取少量脑脊液，做脑脊液检查。

检测认知症病因的方法

检测脑的形状、病变的影像学检查

磁共振成像（MRI） 箭头部分即为病变

额颞叶型认知症

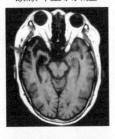

阿尔茨海默型认知症

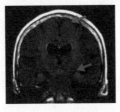

脑血管性认知症

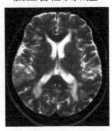

正常颅压脑积水

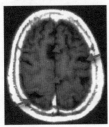

其他全身检查

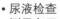

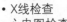
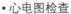

- 血液检查
- 尿液检查
- 测量血压
- X线检查
- 心电图检查
- 脑脊液检查等

检测大脑运行情况的图像检查

单光子发射计算机断层成像术（SPECT） 正电子发射断层成像术（PET）

阿尔茨海默型认知症

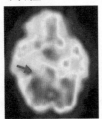

路易体型认知症

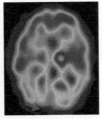

阿尔茨海默型认知症

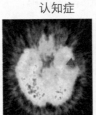
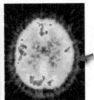

如图所示的阿尔茨海默型认知症，箭头所指的部分血液流速慢

黄色~红色部位大脑运行正常，箭头指出的部位运行速递较低

认知症有哪些治疗方法

在明确认知症的病因后，就要开始治疗了。对于正常颅压脑积水和甲状腺功能低下等引起的治愈可能较高的认知症，只要将引起认知症的病因治愈，患者就能恢复或病情得到改善。

但是，阿尔茨海默型认知症、脑血管性认知症、路易体型认知症等目前还没有完全治愈或能够阻断病情恶化的方法。所以，这一类认知症的治疗，只能尽可能地延长患者和其家人更好地在一起生活的时间。

具体的治疗方法分为药物疗法和非药物疗法两种。

虽然认知症的药物疗法根据病因的不同而不尽相同，但大致可以分为两类：一类是延缓病情发展的药物；另一类是减轻问题行为等周边症状（精神行为症状）的药物。只不过，在很多情况下，认知症会对患者的心理状态造成影响，仅使用药物疗法作用是有限的。这时，就需要药物疗法和非药物疗法结合使用，也就是进行康复训练。认知症的康复训练，是通过各种各样的活动让大脑更灵活，维持、增强残留的功能，减轻患者的精神行为症状。

另外，在非药物疗法中，一定要重视日常生活中对患者的护理。具体的照护方法在第 4 章详细说明，本章主要为大家介绍药物疗法的相关内容。

认知症治疗的支柱：药物疗法和非药物疗法

药物疗法

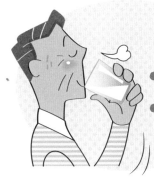

● 延缓认知症病情发展的药物

● 减轻认知症周边症状的药物

处方药

非药物疗法

 康复训练

● 刺激大脑衰退的功能和从未使用过的神经细胞，让其开始运行

● 让患者体会到自己还活着这件事，让其拥有自信

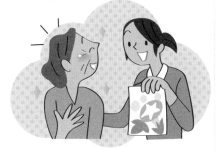

 照护（第4章）

● 给患者安心、安全的感觉

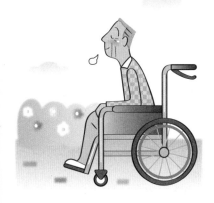

控制阿尔茨海默型认知症进展的药物

虽然长时间以来，并没有有效的药物可以治疗认知症，但是在1999年，日本研发出最早的阿尔茨海默型认知症的治疗药物——多奈哌齐。

阿尔茨海默型认知症患者的大脑内部缺乏乙酰胆碱。乙酰胆碱是大脑中神经细胞互相传递信息所分泌的神经递质之一，它与记忆力、学习能力等认知能力关系非常密切。乙酰胆碱不足是造成认知能力低下的重要原因，这就是胆碱能假说。

通过抑制分解乙酰胆碱的酶——胆碱酯酶的作用来调节乙酰胆碱的浓度的药物，被称为胆碱酯酶抑制药。

多奈哌齐是第一代胆碱酯酶抑制药，对以记忆障碍为初始症状的认知症的主要症状可以起到很大的作用，能够延缓认知症病情的发展。多奈哌齐出现后，认知症的治疗取得了巨大的进步，2011年，加兰他敏、利凡斯的明这两种新的胆碱酯酶抑制药被批准，扩大了药物的选择范围。

虽然同为胆碱酯酶抑制药，多奈哌齐、加兰他敏、利凡斯的明3种药物的作用机制、用法、适应证等各不相同，可以根据认知症的程度和身体的状态来选择。而且如果一种药物没有效果，可以更换另一种药。

增加乙酰胆碱的胆碱酯酶抑制药

与记忆、学习相关的乙酰胆碱（Ach）不足是引起阿尔茨海默病的重要原因（胆碱能假说）

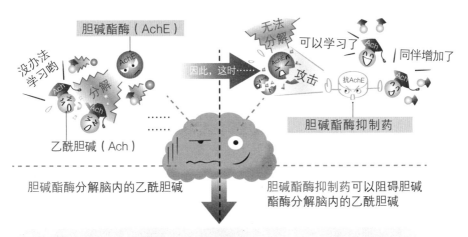

胆碱酯酶分解脑内的乙酰胆碱

胆碱酯酶抑制药可以阻碍胆碱酯酶分解脑内的乙酰胆碱

胆碱酯酶抑制药使乙酰胆碱保持正常的浓度，达到延缓认知症记忆障碍等症状恶化的效果

■ 胆碱酯酶抑制药的种类 ■

药物名称	作用·特征	适应证	药物剂型
多奈哌齐	• 抑制胆碱酯酶活性 • 对路易体型认知症也有效果	• 轻度到高度的阿尔茨海默型认知症 • 路易体型认知症	药片、口腔速崩片、微粒、内服胶囊
加兰他敏	• 抑制胆碱酯酶活性 • 增加乙酰胆碱的释放量	• 轻度到中度的阿尔茨海默型认知症	药片、口腔速崩片、口服液
利凡斯的明	• 抑制胆碱酯酶活性 • 抑制胆碱酯酶对乙酰胆碱的分解 • 可制成贴剂，适合胃肠容易被药物损伤的人群	• 轻度到中度的阿尔茨海默型认知症	贴剂

※口腔速崩片（orally disintegrating tablet，ODT）指在口腔中迅速溶解的药物剂型

83

抑制神经细胞破坏的 NMDA 受体阻断药

治疗阿尔茨海默型认知症还有另外一种有效的药物，即 2011 年被批准的美金刚。

前面介绍的胆碱酯酶抑制药，是专门用来治疗乙酰胆碱不足的药物。美金刚和胆碱酯酶抑制药不同，是用来治疗阿尔茨海默病谷氨酸过剩的药物。

谷氨酸是一种兴奋的神经递质，和乙酰胆碱一样，在记忆和学习中扮演着重要的角色。阿尔茨海默病患者的大脑内释放过量的谷氨酸。现在，是不是觉得"如果在记忆和学习中扮演着重要角色的谷氨酸过剩的话，记忆力应该会变好吧"？

虽然谷氨酸对记忆和学习不可或缺，但是一旦分泌过剩，就会破坏大脑的神经细胞，这也是造成阿尔茨海默病的重要原因之一，这就是谷氨酸功能紊乱假说。

神经细胞释放的谷氨酸，被另外一种称为 NMDA 受体*的神经细胞捕捉，并进入这种神经细胞中。美金刚会和 NMDA 受体结合，通过阻断过剩释放的谷氨酸进入 NMDA 受体来保护神经细胞。当我们接收到记忆和学习相关的信息时，也就是说在使用大脑时，使记忆和学习相关的信息更容易从受体中分离出来（参照下页）。

像这样阻断 NMDA 受体的药物被称作 NMDA 受体阻断药。美金刚可以延缓阿尔茨海默型认知症的发展，抑制大脑兴奋。

用语解说　NMDA 受体　NMDA=N- 甲基 -D- 天冬氨酸，NMDA 受体是一种捕捉天冬氨酸的受体，正式的名称为"NMDA 型天冬氨酸受体"。

抑制可以破坏神经细胞的谷氨酸过量释放

谷氨酸（Glu）和乙酰胆碱一样，都是在记忆和学习中扮演重要角色的神经递质

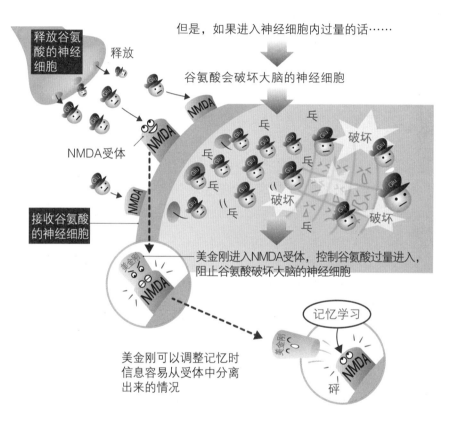

但是，如果进入神经细胞内过量的话……

谷氨酸会破坏大脑的神经细胞

释放谷氨酸的神经细胞

释放

NMDA受体

接收谷氨酸的神经细胞

破坏

美金刚进入NMDA受体，控制谷氨酸过量进入，阻止谷氨酸破坏大脑的神经细胞

记忆学习

美金刚可以调整记忆时信息容易从受体中分离出来的情况

■ NMDA受体阻断药的种类 ■

药物名称	作用·特征	适应证	药物剂型
美金刚	• 作用于NMDA受体，抑制谷氨酸分泌过量 • 防止神经细胞被破坏 • 抑制兴奋	• 中度到高度的阿尔茨海默型认知症	片剂、口腔速崩片

※口腔速崩片（orally disintegrating tablet，ODT）指在口腔中迅速溶解的药物剂型

使用治疗阿尔茨海默病的药物时需要注意的事项

在使用治疗阿尔茨海默病的药物时，需要注意以下几点。

首先要注意的是药物的不良反应。服用胆碱酯酶抑制药后，会产生恶心、呕吐、食欲减退、腹泻等消化道反应。另外，服用多奈哌齐和加兰他敏后，会产生情绪急躁、兴奋、情绪不稳*等症状。如果不良反应很严重的话，可以更换其他药物。由于利凡斯的明是一种贴剂，药物成分经皮肤进入血管后被直接吸收，所以很少出现消化道不良反应。但是，贴利凡斯的明的部位可能会出现红肿的情况，一定要注意。如果皮肤出现红肿的情况，每天改变贴药的地方，可以在某种程度上防止这种情况的出现。服用美金刚，会产生眩晕、头痛、便秘、嗜睡等不良反应。如果出现这些不良反应，请和主治医生商量。

其次要注意的是同时服用多种药物。同一种类的药物不能同时服用，也就是说，不能同时服用多种胆碱酯酶抑制药。但是，由于NMDA受体阻断药的药理作用和胆碱酯酶抑制药不同，所以可以同时服用。服用胆碱酯酶抑制药时，如果发展为中度认知症，可以加服NMDA受体阻断药。

另外需要注意的是不论哪种治疗阿尔茨海默病的药物，都不能完全阻止病情的发展，如果病情恶化，那么药物的效果就会降低，但是比起不用药的人，病情发展速度较慢。不要对药物产生过多的期待，一定要遵医嘱正确服用治疗阿尔茨海默病的药物。

用语解说　情绪不稳　对周围的警戒心加强、多动、不平静的状态。患者会出现大声叫喊、胡闹、使用暴力的行为。

服用治疗阿尔茨海默病的药物需要注意的事项

■ 主要的不良反应 ■

药物名称	作用·特征	应对方法
多奈哌齐	恶心、呕吐、食欲减退、腹泻、轻微的烦躁、情绪不稳、兴奋等	更换其他种类的治疗阿尔茨海默病的药物等
加兰他敏	恶心、呕吐、食欲减退、腹泻、眩晕、头痛、轻微的烦躁、情绪不稳、兴奋等	更换其他种类的治疗阿尔茨海默病的药物等
利凡斯的明	贴药的部位会产生瘙痒、红肿，可能有轻微的呕吐等	每日更换贴药的部位等
美金刚	眩晕、头痛、便秘、犯困	换用胆碱酯酶抑制药等

■ 同时服用药物 ■

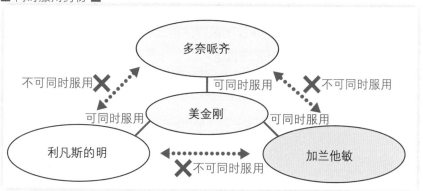

87

减轻认知症周边症状的药物

现在要向大家介绍治疗认知症伴随核心症状出现的问题行为或抑郁症等周边症状（精神行为症状）的药物。

认知症病发后，会出现各种各样的周边症状。这些症状的出现存在个体差异，在大多数情况下，患者本人的身体状况、生活环境、家人和周围人对患者的态度等都会成为出现周边症状的诱因。因此，护理方法、改善生活环境及之后介绍的非药物疗法非常重要。

但是，即便做了上述的努力后，仍无法改善出现的症状，就需要服用处方药物。抗精神病药和抗痉挛药经常被用来治疗幻觉、妄想、语言粗暴、行为暴力、焦躁性兴奋等精神行为症状。

产生精神行为症状时，大脑内部会异常兴奋。抗精神病药和抗痉挛药能够使脑内的异常兴奋暂时平静下来。抗精神病药有很多种，现在通常用来治疗认知症精神行为症状的是利培酮、奥氮平、喹硫平、阿立哌唑等。另外，抗痉挛药有丙戊酸、酰胺咪嗪等。但是，这些药物对发抖、摇晃、行走障碍和身体动作不稳定等帕金森症状特别有效，以致患者会出现精神萎靡等过度镇静的情况。这些不良反应会降低患者的生活质量，所以要引起注意。

主要的抗精神病药和抗痉挛药

症状	药物名称	药物种类	推荐等级
幻觉、妄想	利培酮	抗精神病药	B
	奥氮平	抗精神病药	B
	喹硫平	抗精神病药	C1
具有攻击性	利培酮	抗精神病药	C1
焦躁性兴奋	利培酮	抗精神病药	B
	喹硫平	抗精神病药	B
	奥氮平	抗精神病药	B
	阿立哌唑	抗精神病药	B
	丙戊酸	抗痉挛药	C1
	酰胺咪嗪	抗痉挛药	C1

※摘自《认知症疾病治疗方针2010》（日本神经学会）

推荐等级 A：有科学依据，强烈推荐
B：有科学依据，推荐程度一般
C1：没有科学依据，推荐程度一般

要注意恶性综合征

恶性综合征是抗精神病药物引起的最严重不良反应，主要表现为伴随发热、肌肉僵硬、自主神经功能系乱（低血压、猛然站起时眼前发黑、出汗、口渴、小便困难等）等症状出现的意识障碍。恶性综合征是非常严重的不良反应，可危及性命。如果在服用抗精神病药物时，出现原因不明的高热、手脚颤抖、身体僵硬、脉搏跳动较快等初期症状，请一定要询问主治医生或药剂师。

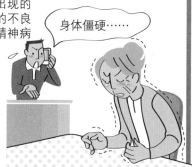

身体僵硬……

在认知症初期，如果患者因为健忘和无法做到某些事情，被强烈指责、非难，那么就非常容易出现抑郁的症状。

如果患者本人常出现心情低落、欲望低下、不安、失眠等症状，患者不仅会感到十分痛苦，还会打消对康复治疗等的积极性，从而导致其他的精神行为症状不断恶化。

应对抑郁症的正确方法是"不要让患者本人觉得不安"。不仅是责骂、非难会让认知症患者感到痛苦，激励、强迫这样的行为也会让认知症患者非常痛苦。只有改变和认知症患者接触的方式，患者的抑郁症状才会得到改善。

如果这样，病情还不能得到改善或者病情越来越重的话，就需要依靠抗抑郁症的处方药物来对抗抑郁症。其中，常用的药物有SNRI（5-羟色胺和去甲肾上腺素再摄取抑制药）、SSRI（选择性血清素再摄取抑制药，又称选择性5-羟色胺再摄取抑制药）等。SNRI和SSRI可以将5-羟色胺和去甲肾上腺素等神经递质的浓度维持在一个很高的水平。5-羟色胺和去甲肾上腺素等神经递质和心情、欲望、集中力等有密切的关系，陷入抑郁状态的人的大脑内部，这些神经递质的浓度非常低。SSRI通过提高5-羟色胺的浓度，SNRI通过提高5-羟色胺和去甲肾上腺素两种神经递质的浓度，来改善抑郁症状。

这些药物的安全系数虽然很高，但是也会出现恶心、呕吐、腹泻和腹痛等不良反应。而且，如果突然停药，不安、焦虑等症状反而会更加严重。请按照医嘱的用法、用量服用这些药物。

改善由认知症引起的抑郁症状的药物

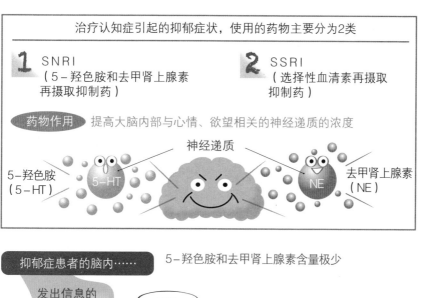

治疗认知症引起的抑郁症状，使用的药物主要分为2类

1 SNRI
（5-羟色胺和去甲肾上腺素
再摄取抑制药）

2 SSRI
（选择性血清素再摄取
抑制药）

药物作用 提高大脑内部与心情、欲望相关的神经递质的浓度

神经递质

5-羟色胺
（5-HT）

5-HT

NE

去甲肾上腺素
（NE）

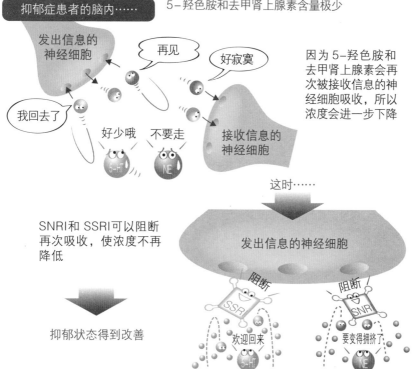

抑郁症患者的脑内……　5-羟色胺和去甲肾上腺素含量极少

发出信息的
神经细胞

再见

好寂寞

因为5-羟色胺和
去甲肾上腺素会再
次被接收信息的神
经细胞吸收，所以
浓度会进一步下降

我回去了

好少哦

不要走

5-HT

NE

接收信息的
神经细胞

这时……

SNRI和SSRI可以阻断
再次吸收，使浓度不再
降低

发出信息的神经细胞

阻断

阻断

SSRI

SNRI

抑郁状态得到改善

欢迎回来

要变得拥挤了

5-HT

NE

91

防治脑血管疾病复发的药物

防止脑血栓的药物

　　脑血管性认知症是由脑梗死、脑出血等脑血管疾病引起的认知症。脑血管疾病非常容易复发，如果没有引起足够的重视，不但会再次发生脑血管疾病，而且病情反复会让认知症进一步恶化。如果可以防止疾病复发，就有利于控制认知症的恶化。所以，脑血管性认知症的药物疗法主要目的是，防止脑血管疾病复发。

　　如果认知症是由脑梗死引起的话，就需要服用防止堵塞血管的抗血栓药物。防治血栓的药物有抗血小板药和抗凝血药。

　　抗血小板药是抑制血液中的血小板作用的药物。血小板是一种容易使血液凝固的血液成分，其作用是止血，但血小板聚集也可能会引起血栓，导致血管阻塞。抗血小板药在治疗脑梗死的过程中，常用于抑制脑血管血栓的形成。

　　抗凝血药是抑制非血小板血液凝固成分的药物，经常被用来治疗在心脏的冠状动脉形成的血栓堵塞脑血管的疾病、心源性脑栓塞*。

　　高血压、糖尿病、血脂异常也会引起脑梗死，所以治疗脑梗死时，也会服用改善这些症状的药物。

　　还有一种脑血管疾病比较常见，大脑血管破裂出血，即脑出血。脑出血被认为是引起高血压最大的危险因素。如果引起认知症的原因是脑出血的话，可以服用一些降血压的药物来控制血压。

用语解说　　心源性脑栓塞　　根源在于心脏。心脏的冠状动脉形成的血栓顺着血流进入脑内，堵塞脑部血管，这个过程称为心源性脑栓塞。

防止血栓形成的药物：抗血小板药和抗凝血药

1 抗血小板药　　阿司匹林、盐酸噻氯匹定等

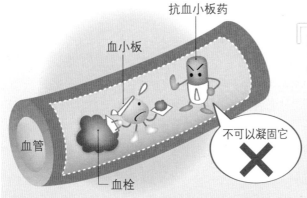

抗血小板药

血小板

血管

血栓

不可以凝固它

×

阿司匹林会使血液凝固速度变慢，也是一种抗血小板药物。在日本，经常使用的是盐酸噻氯匹定。这种药物药效较强，可能会出现出血、肝功能损害等不良反应

2 抗凝血药　　华法林钠等

通过阻碍维生素K发挥作用，抑制可以凝固血液的成分的形成。药效较强，所以和抗血小板药一样，容易出现出血的不良反应。而且，摄取纳豆等维生素K含量较多的食物后，会影响药效，一定要注意！

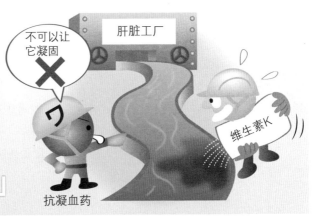

不可以让它凝固

×

肝脏工厂

维生素K

抗凝血药

● 定期接受诊疗，检查药物的疗效和不良反应非常重要

认知症的非药物疗法

前面介绍的药物疗法的效果因人而异，特别对于认知症周边症状（精神行为症状）来说，药效是有限的。这时，非药物疗法就非常重要了。非药物疗法可以通过对患者进行心理、社会方面的关怀，缓解其产生幻觉、妄想、攻击性、焦躁性兴奋、徘徊、抑郁等精神行为症状。另外，非药物疗法还可以维持或提高患者的认知能力和生活品质，从而减轻护理人员的负担。

过去普遍认为认知症的精神行为症状是由大脑功能的全面减退引起的，但是近年来发现，患者的心理状况和生活环境也会对其精神行为症状产生巨大的影响，特别是在患病初期，患者往往非常不安。因为不能做以前能做的事而丧失信心，减少与社会的接触，即便在家里也没有容身之地，一定会被孤独感折磨。这样的心理状况可能会影响大脑，发生病变。

非药物疗法，就是通过各种各样的康复治疗，给患者身心及大脑适当的刺激。但是，和普通的康复治疗不同，不会让患者做一些做不到的事，而是帮助他们找回信心，体会活着的喜悦，以此让大脑变得更灵活，从而改善认知症的症状。

接下来将为大家介绍一些具有代表性的非药物疗法。

给予患者心理、社会方面的关怀, 帮助其重拾信心的非药物疗法

在患病初期, 认知症患者往往会感到非常不安, 这种心理状况……

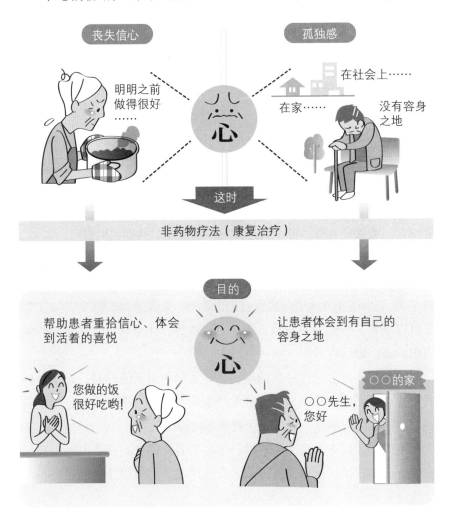

丧失信心

明明之前
做得很好
……

孤独感

在社会上……

在家……

没有容身
之地

这时

非药物疗法 (康复治疗)

目的

帮助患者重拾信心、体会
到活着的喜悦

让患者体会到有自己的
容身之地

您做的饭
很好吃哟!

○○先生,
您好

○○的家

 合适的非药物疗法 (康复治疗) 可以让大脑更灵活, 有利于改善认知症的症状

95

激活残留的日常生活能力

"回想法"是美国精神科医生罗伯特·巴特勒在 1960 年提出的一种心理疗法。通过讲述怀念的回忆让大脑更灵活，还可以安定心神。最近，这种治疗方法在认知症护理设施和日间服务设施被广泛应用。向老人问起过去的事情后，他们会绘声绘色地告诉你。不管是快乐的回忆，还是痛苦的回忆，全部都是自己的人生。通过说起这些事情，可以再次确认自己的存在和活着的事情。而且，通过回忆很久之前的事情，还能够让人有一种"我还没忘"的感觉，从而找回自信。

回想法的具体实施方法是，在精神科医生和心理医生*的指导下，6~8 名认知症患者组成一个小组，设置不同的话题，例如，孩提时代的游戏、过去喜欢的食物、曾看过的电影等，来讲述自己的故事。这时，还可以准备一些过去的玩具、照片、视频等，让患者沉浸在怀念的氛围中，将话题炒热。

回想法在通过回忆过去的事情来让大脑更灵活的同时，还能和拥有同样经历的同伴共同回忆，彼此产生的共鸣可以缓解焦虑，而且向别人传达自己的感情，可以起到刺激感情的作用。

事实上，日本厚生劳动省进行的各种各样的调查及各个设施进行的研究表明，增强欲望，提高与人交流的能力，可以让人的感情和表情变得更加丰富。

即便不参加小组，也可以一对一进行。在家里也能进行简单的回想法治疗，吃饭、散步等日常生活中，都可以听患者讲述自己过去的回忆。

 心理医生　通过对话和训练，给认知、情绪、行动带来变化的治疗方法就是心理疗法，实施心理疗法的医生称为心理医生。

在日常生活中讲述回忆的"回想法"

回想法就是通过谈论怀念的回忆，让大脑更灵活，
安定心神的心理疗法

例 设置主题畅谈回忆（6~8人一个小组）
主题的例子 →孩提时代的游戏

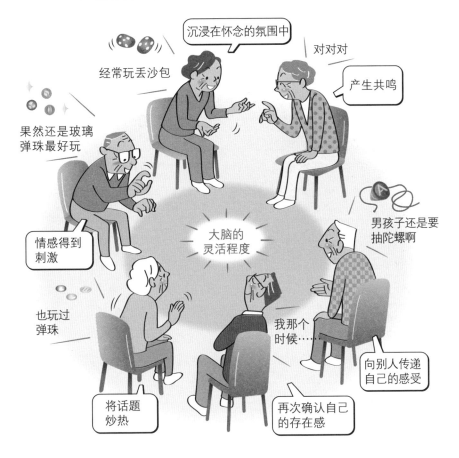

经常玩丢沙包

沉浸在怀念的氛围中

对对对

产生共鸣

果然还是玻璃
弹珠最好玩

情感得到
刺激

大脑的
灵活程度

男孩子还是要
抽陀螺啊

也玩过
弹珠

将话题
炒热

我那个
时候……

再次确认自己
的存在感

向别人传递
自己的感受

回想法如果不以小组的形式进行，也可以一对一进行。在家里就能进行，
吃饭、散步时，听他们讲讲过去的事情

改善认知障碍的康复训练

认知症的核心症状之一是，表现为不知道时间、地点、自己和对方的关系，即认知障碍。改善这种症状的康复训练为"现实取向训练"。

进行现实取向训练时，会通过询问、谈论时间、地点、人物、周围发生的事、自己发生的事，来为患者提供使用认知能力的机会。然后，通过让患者关心社会来激活大脑残留的功能，增强对现实的认知。

现实取向训练有两种方式。第一种是"现实取向训练教室"。将几名认知症患者集中起来，由专家主持询问时间、地点、发生的事情等相关内容。例如，询问"今天是几月几号？""您今天从哪里来的？"等问题，和患者聊当天的特殊之处，如"今天是儿童节"等，对话可以提供患者现在的基本信息，让他们意识到现实的存在。

第二种是"24小时现实取向训练"。在日常生活中和周围的人的对话中，谈论时间、地点、季节、人物、发生的事情等，以此来吸引患者的注意力和获得他们的关注。例如，"已经快12点了，一起准备午饭吧""春天来了，院子里的花开了吧""今天去看医生，累了吧"等。反复提供能让患者意识到时间、地点和季节的机会。灵活运用墙上贴的日历、亲人的照片、室内装饰当季的鲜花、在学校的孩子的声音等，可以更好地帮助患者掌握周围的情况。通过有意识地让患者对周围的环境感兴趣，促使其使用认知能力，来维持和改善大脑中残留的功能。

激活大脑残余功能的"现实取向训练"

认知障碍指不知道时间、地点、自己和他人关系的症状。"现实取向训练"是可以改善这一症状的康复训练。现实取向训练的方法有2种

1 现实取向训练教室

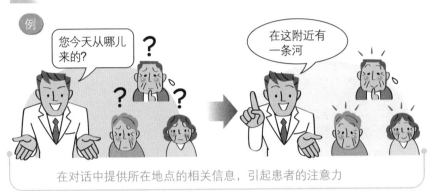

在对话中提供所在地点的相关信息，引起患者的注意力

2 24小时现实取向训练

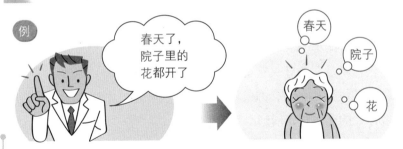

通过让患者意识到季节、地点、事物等情况来掌握周围的情况

这些康复训练，有意识地让患者对周围环境感兴趣，促使其使用认知能力，维持并且提高其大脑残留的功能

提高日常生活动作和运动功能

因为摔跤而骨折，卧病在床后，认知症就会急速恶化，所以尽可能长时间地独立生活，可以延缓认知症病情的恶化。为了能够让认知症患者维持并回到安稳的生活状态，需要进行以提高生活动作及运动功能等身体、心理功能为目标的康复训练。

训练内容根据认知症的程度及入住设施不同而各不相同，在这里为大家介绍一些康复训练的主要内容。

"身体能力训练"指提高患者站立、起身、步行、保持某种姿势等最基本的运动能力的训练以及进行做操的活动。这些运动能力是日常生活行为所不能欠缺的能力（日常生活行为能力），也是支撑独立生活的第一步。

"ADL训练指导"指对吃饭、排泄、入浴、洗脸、换衣服、从床移动到轮椅上等日常生活活动（activites of daily living，ADL)[*]进行训练，并接受专业人士的指导。在所有类型的认知症患者中，ADL障碍是阿尔茨海默病患者独有的特征，具体表现包括不能做简单的动作（失行），不知道牙刷、勺子等物品是什么（失认）。为了维持患者和家人的生活品质，尽可能维持、提高日常生活行为能力非常重要。

"创作活动"指让失智症患者从手工、工艺、园艺等活动中，选择自己还能做到的事情，并实施行动。通过让患者真切体会到自己还可以做什么的充实感，回归正常的生活。

"团体作业疗法"指以团体的形式做运动、听音乐、参与创作活动、参加生日聚会等活动，增强患者身心的功能和与人交流的能力。

 用语解说 日常生活活动（activites of daily living，ADL） 吃饭、排泄、换衣服、入浴、移动等日常生活中不经意间进行的行为和动作。

维持及提高生活动作和运动功能的康复训练

身体能力训练

站立、起身、步行、保持某种姿势等，进行可以提高这些基本运动能力的训练和体操

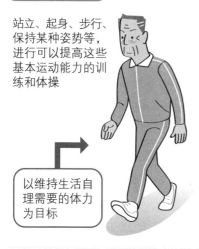

以维持生活自理需要的体力为目标

ADL训练指导

接受训练并在专业指导下进行吃饭、排泄、入浴、洗脸、换衣服、从床移动到轮椅上等日常生活活动（activites of daily living，ADL）

以维持和提高日常生活能力为目标

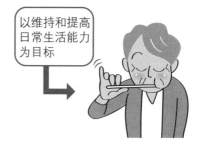

创作活动

在手工、工艺、园艺等活动中选择自己可以做到的事情，并付诸实践

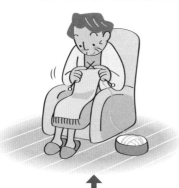

通过让患者体会"能做到"的充实感，让生活更有张力

团体作业疗法

和伙伴们一起做运动、听音乐、玩游戏、参与创作活动等

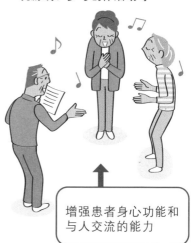

增强患者身心功能和与人交流的能力

利用兴趣和爱好进行康复训练

最后为大家介绍几种利用音乐、艺术、小动物等兴趣爱好进行康复训练的方法。

音乐疗法是通过让患者接触各种形式的音乐，来改善认知症病情的疗法。音乐可以给予大脑生理、心理、社会方面的刺激。音乐还可以让认知症患者情绪更加稳定，减轻其不安、攻击性、焦躁性兴奋[*]等症状。

音乐疗法的实施方法有很多种，如听音乐、演奏简单的乐器、参与合唱、卡拉 OK、随着音乐打拍子等。

音乐治疗师给出的治疗方案中，会增加能够让认知症患者回忆过去的曲子，患者可以在回忆过去的同时，回顾自己的人生，重拾自信。

动物疗法是通过让患者接触小狗、小猫等身边的小动物，来安稳心神的疗法。对于平常一直被照顾的患者来说，小狗、小猫都比自己弱小，照顾这样的小动物，可以唤起患者想要奉献的心情，让患者的表情和感情更加丰富，帮助其重拾安心和自信。对病情严重的患者尤为有效。

临床美术是日本开发的一种预防和改善认知症的艺术疗法。在临床美术师的指导下，以设定的题目画画，用纸做工艺品。即便技术不好也没有关系，享受创作的快乐最重要。创作可以让大脑更灵活、心态更平和。

学习疗法正如其名，可以通过学习单数的计算和简单的读写来增强大脑的灵活程度。持续简单的学习，可以提高患者的热情和精力。

 用语解说 焦躁性兴奋　对做不到的事情产生焦虑，从而出现大喊大叫、宣泄内心的不满、在外徘徊、语言粗鲁、使用暴力等行为。

其他康复训练

音乐疗法

听音乐、演奏简单的乐器、参加合唱、卡拉OK唱歌、跟着曲子打拍子等

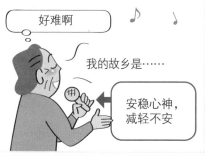

动物疗法

动物疗法指通过接触小狗、小猫等身边的小动物来让心神安定的治疗方法

丰富患者的表情和感情，帮助患者重拾安心和自信

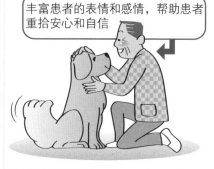

临床美术

按设定的题目作画、折纸、边玩乐边创作

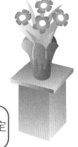

能够让患者心神安定

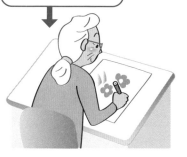

学习疗法

学习单数的计算和简单的读写

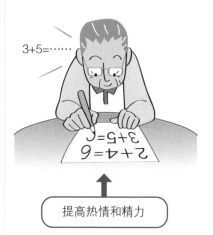

提高热情和精力

可以治愈的认知症的治疗方法

本章开始已经介绍了，在所有类型的认知症中，有的认知症只要早期进行适当的治疗就可以治愈。什么是适当的治疗呢？接下来就为大家介绍一些具有代表性的治疗方法。

首先为大家介绍的就是正常颅压脑积水的治疗方法。在正常情况下，脑脊液在大脑和脊髓循环之后，会被脑血管吸收，流到外部，这样脑室的脑脊液就能保持一定的含量。如果出现循环障碍*，脑脊液没有被血管吸收，就会产生正常颅压脑积水。之后，脑室内积满了脑脊液，过剩积存的脑脊液就会压迫大脑，引起认知症。

想要治疗正常颅压脑积水，就要进行将脑脊液从大脑中排出的旁路手术，这种手术称为脑脊液分流术。脑脊液分流术有三种：从脑室向心脏引流，从脑室向腹部引流，以及从腰椎脊髓向腹部引流。在这其中，经常被用到的就是第二种，从脑室向腹部引流的方法。进行从脑室到腹部的旁路手术时，首先要在头盖骨上钻一个小孔，从那里通一条管子到脑室。之后，把管子的另一端，从头到颈部、腹部的皮肤下，引流到腹部。这样就形成了旁路。之后，通过这条旁路，将一定量的脑脊液排出，调整压力，把防止脑脊液倒流进入脑室的阀门埋在头皮下。

这项治疗可以消除脑脊液对大脑的压迫，因此病情可以得到改善。但是，一旦认知症开始恶化，治疗就会变得非常困难，而且很难恢复。所以早发现、早治疗非常重要。

 循环障碍　血液、淋巴液、脑脊液无法正常流通，导致内脏和组织发生故障。

为脑脊液的排出搭建旁路的脑脊液分流术

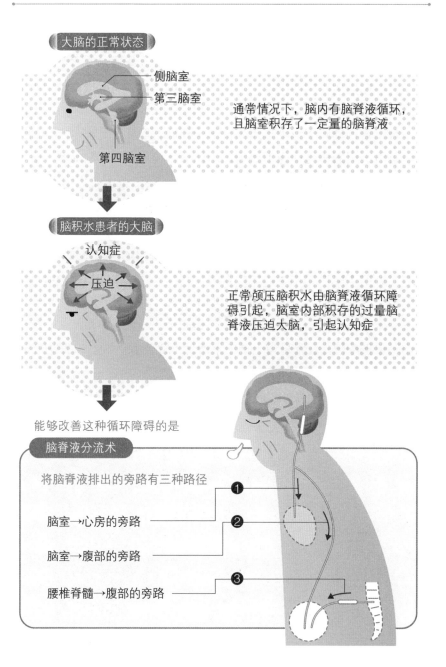

大脑的正常状态

侧脑室

第三脑室

第四脑室

通常情况下，脑内有脑脊液循环，且脑室积存了一定量的脑脊液

脑积水患者的大脑

认知症

压迫

正常颅压脑积水由脑脊液循环障碍引起，脑室内部积存的过量脑脊液压迫大脑，引起认知症

能够改善这种循环障碍的是

脑脊液分流术

将脑脊液排出的旁路有三种路径

❶ 脑室→心房的旁路

❷ 脑室→腹部的旁路

❸ 腰椎脊髓→腹部的旁路

慢性硬膜下血肿引起的认知症的治疗

和正常颅压脑积水相同，慢性硬膜下血肿也能通过手术治愈。在头盖骨内侧保护大脑的硬脑膜和蛛网膜间出血就会引起慢性硬膜下血肿。出血的血液结块（血肿）后，压迫周围的组织，从而引起认知症。

很多慢性硬膜下血肿是因为头部受到撞击等外伤造成的。撞到桌角也可能会引起慢性硬膜下血肿。即便突然出现认知症的症状，也会因为觉得"上了年纪没有办法"而置之不理。但是，如果置之不理的话，被血肿压迫的神经细胞会慢慢遭到破坏，最后病情发展到无法挽回的地步。所以早发现、早治疗非常关键。

要治疗慢性硬膜下血肿，就要进行去除血肿的手术。手术有两种：一种是开颅去除血肿手术，这种方法会开颅去除脑内的血肿，必须全身麻醉，对头部伤害较大，手术规模非常大。另一种是穿刺血肿粉碎清除手术。该手术会在头盖骨上开一个或多个小孔，管道从小孔进入大脑，将血肿吸出，最后用生理盐水清洗。这种方法不需要全身麻醉，局部麻醉的情况较多，可以大大减轻患者身体的负担。而且身体不用做外科手术，伤口也很小，在脑部手术中，这是比较简单的一种手术。

虽然有以上两种方法，但是往往选择穿刺血肿粉碎清除手术的情况较多。如果病情复发，就必须要进行开颅去除血肿手术了。

去除压迫大脑的血肿的两种手术

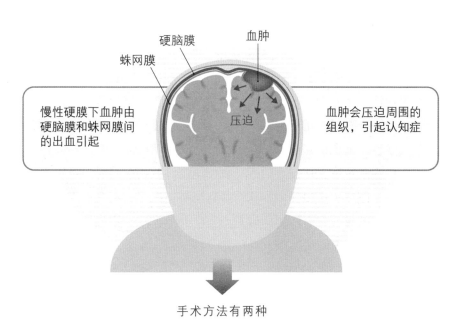

蛛网膜

硬脑膜

血肿

慢性硬膜下血肿由硬脑膜和蛛网膜间的出血引起

压迫

血肿会压迫周围的组织，引起认知症

手术方法有两种

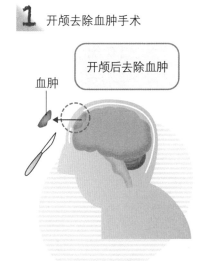

1 开颅去除血肿手术

开颅后去除血肿

血肿

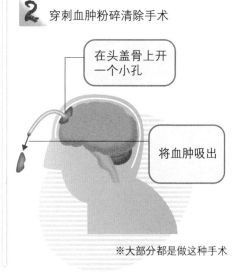

2 穿刺血肿粉碎清除手术

在头盖骨上开一个小孔

将血肿吸出

※大部分都是做这种手术

　　甲状腺功能低下症可以通过药物疗法治愈。甲状腺功能低下症引起的认知症，治疗方法非常简单，也可以说是一种不需要担心的疾病。甲状腺功能低下症是由甲状腺*分泌的甲状腺激素减少引起的，患者新陈代谢能力降低，集中力和思考能力变弱，欲望和精力薄弱，会变得非常健忘，出现认知症一样的症状。服用甲状腺激素类药物弥补体内的甲状腺激素后，认知症的症状就可以得到改善。同时还可以治疗慢性疲劳、倦怠、难出汗等症状。虽然很多情况下，需要一直服药，但由于人体本身就含有甲状腺激素，所以几乎没什么不良反应，即便需要长时间服药也不用太担心。

　　最后给大家介绍的是脑肿瘤。患脑肿瘤后，脑部的肿瘤会压迫周围的组织，从而引起认知症。所以，最基本的治疗方法就是去除脑部的肿瘤。但是完全治愈是有条件的，如肿瘤是良性的、肿瘤长在能取出的部位等。如果手术的难度较大或肿瘤是恶性的话，可以根据患者的状态和病情，进行放射疗法和服用抗肿瘤药让肿瘤萎缩的化学疗法等。而且，手术后，也会出现放射疗法和化学疗法进行联合治疗的情况。

　　不论是哪一种能治愈的认知症，最好在早期就进行治疗。发现疑似认知症的症状时，首先到医院接受诊断，来确诊是不是认知症，如果是，则要清楚地知道病因。

用语解说　甲状腺　位于喉结下方的蝴蝶形状的器官，分泌的甲状腺激素可以让代谢维持正常的状态。

甲状腺功能低下症、脑肿瘤引起的认知症的治疗

甲状腺功能低下症的治疗

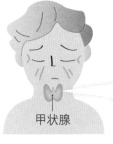 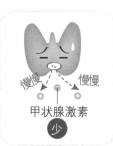

慢慢　　　　慢慢

甲状腺激素
少

甲状腺

甲状腺激素分泌低下后患者
欲望和精力降低，出现认知
症症状

服用甲状腺激素类药物

（补充甲状腺激素）

激素含量恢复正常，
认知症得到改善

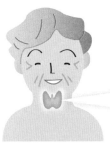 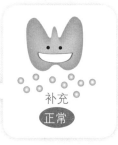

补充
正常

脑肿瘤的治疗　　去除脑肿瘤的方法主要有三种

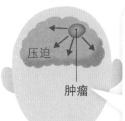

压迫

肿瘤

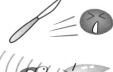 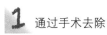

1 通过手术去除

 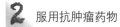

2 服用抗肿瘤药物

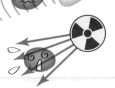

3 放射疗法

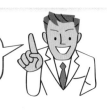

首先接受医生的诊断，看是不是认知症，
如果是，清楚地知道病因非常重要

109

可以治疗幻觉、妄想症状的中药"抑肝散"

当你患上认知症时，除了出现认知能力低下这种核心症状之外，可能还会产生强烈的幻觉、妄想等周边症状（精神行为症状）。然而，用来治疗认知症周边症状的抗精神病药物的效果因人而异，对有些患者很有效，而对有些患者就只出现不良反应，没有什么效果。而且，伴随幻觉、妄想等特有的周边症状的路易体型认知症，对药物过敏，特别是如果服用抗精神病药物，就会非常容易出现严重的不良反应，所以采取药物疗法治疗周边症状时，必须慎重。

这时，不良反应较少的中药就可以派上用场了。其中，对幻觉、妄想、兴奋、刺激的过激反应有一定效果的就是"抑肝散"。中医中的"肝"，和西医定义的肝脏不同，在控制精神和情感的过程中扮演着非常重要的角色。抑肝散就是通过抑制"肝"发挥作用，来平息焦躁和兴奋，让心情平静下来，过去也用于改善儿童夜里哭泣和治疗抽风。抑肝散治疗幻觉的效果特别好，而且几乎没有普通抗精神病药物那样的不良反应。所以通常用来治疗路易体型认知症。

另外，治疗阿尔茨海默型认知症时，如果因为有不良反应而不能使用抗精神病药物，也可以用抑肝散代替。但是，抑肝散有降低血液中钾含量的不良反应，也就是会引起低钾血症。即便在药店可以买到抑肝散，也一定要遵医嘱服用。

第 4 章

认知症患者的
家庭照护

在认知症治疗的过程中，照护占很大比重。最后一章将为大家介绍让认知症患者感到安心、安全的照护方式的诀窍，以及减轻照护患者的家人负担的方法。

认知症患者家人提供支持的方法

照护认知症患者的过程中，照护方式有着重要的意义。原因在于，照顾到患者情绪的照护方式，有着和药物疗法同等甚至更好的效果。为了能够达到这种效果，首先要知晓认知症患者是怎样的心情，以及造成其语言、行为困难的原因是什么。患认知症后，随着认知能力下降，失败及应付不了的事情越来越多，只不过在认知症初期，患者本人也能意识到这一点。患者会对健忘感到不安，对失败感到自责，产生一种失去自我的恐惧感。

如果周围的人察觉不到患者的这种感觉，苛责、用强硬的口吻呵斥患者，或是像对待婴儿的方式和患者相处，他们的自尊心就会受到伤害，出现情绪低落、失去欲望、拒绝和他人接触、失眠、妄想和使用暴力的情况。即便认知症患者由于认知能力低下，无法理解、正确表达自己，也会有想做点事情的想法。患者虽然会努力去适应周围的环境，但如果进展不顺利，就会出现一些错误行为和问题行为，让周围的人感到困惑。

如果可以消除认知症患者内心的不安和恐惧，让其心态平稳，并且帮助他们提高自尊心的话，问题行为就能得到改善，当然也会减轻照护者的负担。

接下来将为大家介绍几种在家照护认知症患者的方法。

一起来照顾患者的情绪

认知症患者会对失败的事情及做不好的事情感到自责、不安，并且总想做点事情来弥补

这时患者家属可以做两件事

1 消除患者内心的不安，并且让其情绪平稳

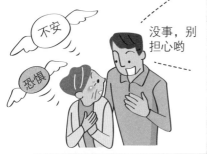

不安

恐惧

没事，别担心哟

2 帮助患者提高自尊心

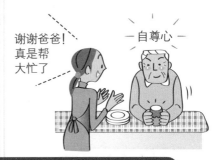

谢谢爸爸！真是帮大忙了

—自尊心—

照顾、理解患者的情绪非常重要

专栏

用火安全

　　照护认知症患者时，最应该注意的一点就是，用火安全。患认知症后，最先容易忘记的就是，烟头还没熄灭和锅坐在火上这两件事。判断力和注意力减退后，患者可能会直接把没熄灭的香烟扔进垃圾箱或煮饭之后不关火。

　　想要保证用火安全，首先要在屋子里安装火灾警报器和燃气警报器。之后，把打火机和火柴放在患者接触不到的地方，认知症患者要在家人的陪同下用火。特别是，如果家庭主妇患了认知症的话，厨房用火一定要引起注意。但是，如果剥夺了主妇做饭这项工作的话，就相当于剥夺了她们的精气、欲望和存在的价值，从而导致其认知症进一步恶化。所以，不如将燃气换为电磁炉，陪患者一起做饭等，为患者营造一个安全的烹饪环境。

认知症患者总是反复问同样的问题。明明刚刚吃过饭，却想再吃一顿。这些是由忘记刚发生事情的短期记忆损害引起的。

而且，如果患者很在意一件事情，就会反复询问。知道答案后马上就会忘记，所以对于患者来说，相当于一直处于非常在意的状态。之后，越来越不安，想得到确定的答案，所以才会提问，得到答案后也就安心。

可能家人会觉得很烦，但是解决患者的疑虑，会让患者感到安心，情绪得到稳定。所以不管被问多少次，都要回复！如果无视患者，觉得患者麻烦，可能会让他们感到不安、愤怒。即便被问了 10 次，也要像是第一次一样回答他们。一旦认真对待认知症，就没什么难事了。

只不过，如果患者想多吃几次饭的话，不能答应他们的要求。话虽如此，但如果和他们说"刚刚不是吃过了吗"，患者也是不会听的。因为他们忘记自己已经吃过了。也许是因为认知障碍而忘记了吃饭的时间，也许是因为大脑内部控制饱腹感的功能遭到了破坏。当认知症患者想多吃几次饭的时候，可以指着手表的指针说"这个针走到这里的时候，我们再吃饭吧"，这样可以给予患者待会儿可以吃饭的安心感。另外，还可以带患者外出，让患者离开能联想到吃饭的场所，这也是一种方法。即便这样，患者还是觉得饿的话，可以一起喝茶，给他们吃一点点心和水果。

如果患者总是问同一件事……

正确的应对方式

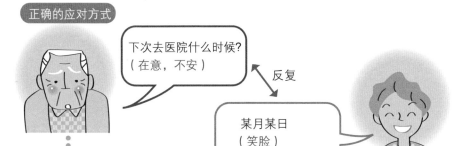

下次去医院什么时候？
（在意，不安）

反复

某月某日
（笑脸）

在反复回答的过程中，转移患者的注意力。虽然第二天可能还会问同样的事，但你要明白认知症就是这样的疾病

错误的应对方式

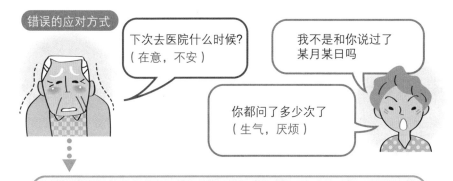

下次去医院什么时候？
（在意，不安）

我不是和你说过了某月某日吗

你都问了多少次了
（生气，厌烦）

增加患者内心的不安、恐惧、愤怒，导致认知症患者的心理状态越来越不稳定……

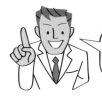

回答认知症患者的问题可以让他们感到安心，稳定他们的情绪，被反复问到同一件事的时候，有问必答非常重要

患者产生妄想和幻觉时

　　虽然大家都觉得现实生活中不可能发生妄想这件事，但是认知症患者经常会出现"东西被偷了"这样的妄想。认知症患者在看不到自己的钱包、现金、戒指和胸针等贵重物品时，就会觉得这些东西被偷了。患者之所以会有被偷了东西的妄想，是因为固执地认为"自己还是很可靠的""自己把贵重物品保管得很好"。但事实上，这些东西放在什么地方，患者本人也不知道。而且因为他们意识不到自己忘记了这件事，所以一旦看不到自己的贵重物品，就觉得是被偷了。这时，如果提醒他们"谁也没偷""是不是忘记放在什么地方了"的话，患者是不会接受的。

　　因为妄想是由看不到东西产生的不安演变而来，所以不应该否定这种妄想，首先要和患者产生共鸣，可以说"事情挺麻烦的"。然后，也装作很担心的样子，陪患者一起寻找。找到之后，说"太好了"，陪患者一起高兴。

　　另外，认知症患者还能看见现实没有的东西（幻觉）或产生幻听。例如，家里有不认识的人、墙壁上有虫子等。这些幻觉经常会出现在路易体型认知症患者身上。和妄想一样，不要完全否定患者产生的幻觉。否定患者产生的幻觉会增强患者的不安和使其情绪激动。首先，应该倾听患者的诉求，虽然没必要装作你也看到了，问一下"在哪啊"，态度柔和地边否定，边在屋子里找一找。大多数情况下，如果自己靠近、触碰的幻觉的话，它就会消失。

　　所以可以和患者一起尝试一下，说"什么都没有哟"等类似的话让患者放心。

如果患者出现了妄想和幻觉……

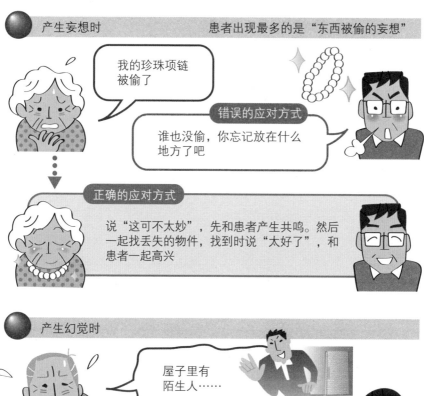

● 产生妄想时　　　　　　　患者出现最多的是"东西被偷的妄想"

我的珍珠项链被偷了

错误的应对方式

谁也没偷，你忘记放在什么地方了吧

正确的应对方式

说"这可不太妙"，先和患者产生共鸣。然后一起找丢失的物件，找到时说"太好了"，和患者一起高兴

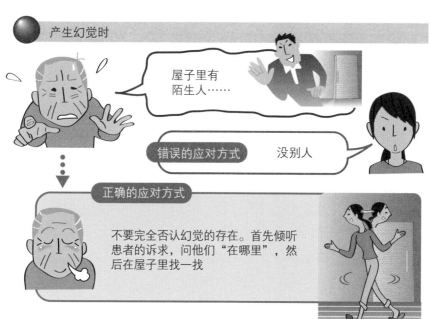

● 产生幻觉时

屋子里有陌生人……

错误的应对方式　　　没别人

正确的应对方式

不要完全否认幻觉的存在。首先倾听患者的诉求，问他们"在哪里"，然后在屋子里找一找

患者购买不需要的东西或囤积物品时

　　认知症患者会买好几个一样的东西或买很多吃不完的食材。患认知症以后，患者会忘记几分钟前、几天前发生的事情，所以就会忘记前些日子购买的物品或冰箱里存着食材。发生这样的情况后，如果一味地指责他们"买这么多东西干什么啊"，就会让患者感到不安，伤害他们的自尊心。所以不妨通过陪同购物、只给患者少量的钱来防止过度购物的发生。但是，即便购物方式不合理，如果购买很多洗涤用品、食物这种便宜的日常生活用品还好，如果患者可以支配自己的财产，就有可能会接连购买一些高价物品。

　　为了保护财产安全，家人可能会想要代替患者管理财产，最好能让家人代为保管财物，但患者本人可能很难接受。在这种情况下，家人可以利用"成年人监护制度"，作为成年后监护人[*]，代替患者管理财产，解除买卖合同等。

　　另外，也有患者会收集空箱子、包装纸、吃剩的点心、从垃圾场里捡回来的衣服和旧杂志等。虽然全是没什么用处的东西，但认知症患者可能会觉得"还能用""扔掉有点可惜"。处理患者收集的东西时，不要当着患者扔掉这些东西，要选择他们外出的时候悄悄扔掉。而且患者收集的癖好也是一时的，不久之后就会把这些东西忘得一干二净。只要不是不卫生或危险的东西，让患者心里舒服也不失为一种上策。

用语解说　成年后监护人　根据成年监护制度，代替因为精神疾病而没有判断力的人，代理、取消法律行为和管理财产的人。

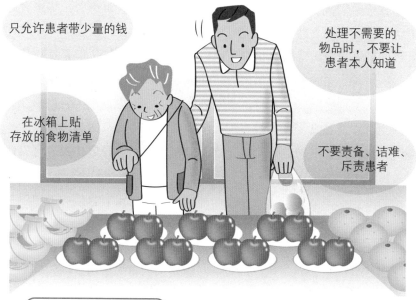

尽量陪患者去购物

只要不是不卫生或危险的东西，就随他们去吧

家人代替患者管理财产（利用"成年人监护制度"）

只允许患者带少量的钱

处理不需要的物品时，不要让患者本人知道

在冰箱上贴存放的食物清单

不要责备、诘难、斥责患者

什么是成年人监护制度

用来保护、帮助由于得了认知症而判断能力较弱的人群。在此制度下，家庭法院选择的成年后监护人可以在考虑本人利益的同时，代替本人进行必要的财产管理，签订各种契约。监护人有权解除患者本人签订的高价物品买卖契约和保证人契约。

患者情绪高涨或心情低落时

认知症患者的判断能力较低，很难控制自己的感情，因此会经常发生突然大声喊叫、兴奋、生气、口出狂言等情况。从旁观者的角度来看，可能会觉得他们"没什么理由，很突然"，但是在大多数情况下，很多事都能成为诱因。

在帮助患者换衣服、换纸尿裤、洗澡等的时候，由于不知道你在做什么，患者会觉得不安、恐惧，甚至做出一些具有攻击性的行为。所以在帮他们脱衣服或做事情的时候，一定要先告诉患者，等患者卸下防备后，再往下进行。

照护者可能因为自己很忙，所以想快点结束照护，但是这样就会把这份焦躁、紧迫感传递给患者，让他们更加不安。你无意说的"能快点吗""别磨蹭"，可能会成为刺激患者的诱因，一定要注意。

当认知症患者受到刺激出现大喊大叫、行为狂乱时，一定要注意倾听，接受他们的想法。而且，抱着肩膀、握手等身体接触也可以让患者恢复镇静。

另外，很多认知症患者会陷入抑郁的状态。没有自信和孤独感是使认知症患者心情低落最重要的原因。

为了能让患者感受到"自己是被需要的"，千万不能逼迫他们做一些做不到的事，而是让他们做一些能做到的事。事后，一定要和他们表达自己的谢意。

认知症患者处于兴奋、抑郁状态时，还会伴随疼痛、瘙痒、嗜睡、便秘、饥饿等症状，影响患者的健康状态。所以，平时一定要注意患者健康状态的管理。

认知症患者会突然出现情绪不稳定的情况，
而且大多数是有原因的

换衣服、换纸尿裤、洗澡的时候
患者会产生不安、恐惧等情绪

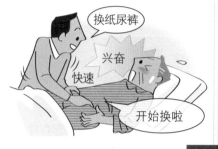

照护者表现出焦躁和
紧迫感

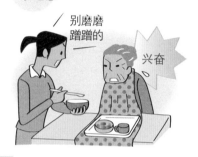

应对方法

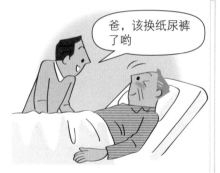

为患者脱衣服时，一定要先
打招呼，把你想做的事情，
准确地传递给患者

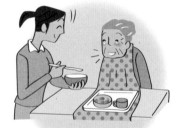

倾听患者的心声，
握着手进行身体
接触等，接受患
者的想法

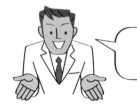

知道引起患者兴奋的原因后，
采取相应的对策

患者发生徘徊行为时

认知症患者漫无目的地走来走去（即徘徊），也是一个让家人头疼的症状。徘徊有很多种情况，例如，一到傍晚就以"差不多该回家了"这样的理由出门的"日落综合征"，心情烦躁在一个地方走来走去，走得太远以致回不了家等。这些徘徊事件大多数是由于不知道时间和地点的认知障碍引起的。

不知道自己在家，反而出门寻找家在哪里，在散步和购物的途中，不知道自己在哪里或者找不到回家的路，在迷路的过程中越走离家越远，不论以上哪种情况，都会让认知症患者感到非常不安。

虽然在开始说了患者是漫无目的地走，但很多时候，患者有他自己的理由和目的地。可以从患者的生活经历和习惯中，找到他徘徊的理由。例如，掌管厨房的家庭主妇会因为"要回家准备做饭"为理由出门，曾经是职业男性的患者，出门理由就有可能是"要去上班"。也许患者想要回到自己最辉煌的过去吧。

处理徘徊这种情况时，不能强行把患者带回家，也不能把他们关在家里，当患者开始徘徊时，家人可以陪他一起，或是让患者携带写着联系方式的物品，有 GPS 功能*的手机等，首先保证患者的安全。

如果患者表明"想回家"，可以通过请他留宿来阻止患者出门。根据患者的目的和理由，说些容易被患者接受的话。

用语解说　GPS 功能　利用 GPS 卫星发射的电波，寻找所在位置的系统。GPS 是 global positioning system（全球定位系统）的缩写。

如果患者出现徘徊的情况……

阻止患者外出的方法

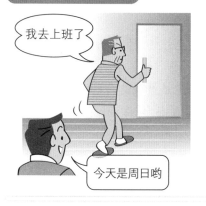

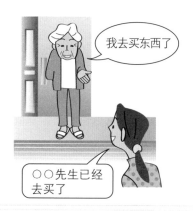

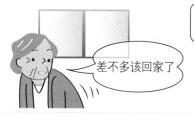

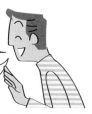

保障发生徘徊的患者的安全

以防万一患者在你没注意的时候出门，一定要做好预防措施

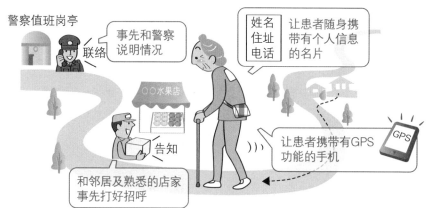

认知症患者的用药管理

协助患者正确用药

在认知症患者的照护中，药物管理也是重要的一环。上了年纪以后，很多人除认知症外，还会同时患上高血压、糖尿病、心脏病等疾病。这样的话，事情就会变得很复杂。就算没得认知症，记得按时服用这些药物也非常麻烦。更何况如果患了认知症，自己管理药品、正确服用药品，就会变得非常困难。

为了防止患者忘记吃药或过度用药，推荐使用"服药日历[*]（参考下页）"，这样什么时候服用什么药，就一目了然了！因为可以按星期、时间段存放药品，所以如果患者还可以分辨时间，有相当大的概率可以防止发生忘记吃药或过量服药的情况。

如果一次要吃很多种药的话，最好从医生或药剂师那里要一些小袋子，把每一顿要吃的药片全部装在一个袋子里。

吃药的时候，有家人在一旁陪同最好，如果不能的话，可以在桌子上留提醒吃药的字条，或者打电话监督患者正确服用药物。

有的认知症患者会以"没必要吃药""药太难吃了"等理由拒绝服药，另外还有患者因为吞咽功能不健全等原因，无法正常服药。如果出现以上情况，可以和医生商量一下，改变药物的形状。

药物的形状有很多种，如片状、胶囊、粉状、液状、贴剂等。如果没办法服用药片和胶囊，可以替换为药粉或液状药品；如果介意药粉的苦味，可以改为服用药片、胶囊，或者更换处方。

 用语解说 服药日历　是一种可以按星期、时间段存放药品的日历型药物收纳袋。在日本，药店和医院的拿药处均有卖。

124

如何协助患者正确服用药物

防止忘记服药或过量服药

 方法 使用"服药日历"或"药品袋"

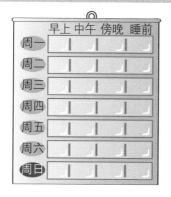

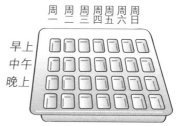

 方法 把便条贴在明显的地方

记得吃药哦
吃药了吗? 等等

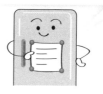

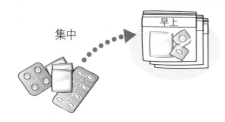 **方法** 将一顿要吃的药片放在一个小袋子里

集中 早上

 方法 在合适的时间打电话确认患者是否吃药

现在该吃药了,
你吃了吗?

嗯

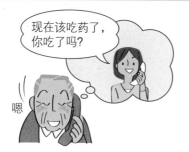

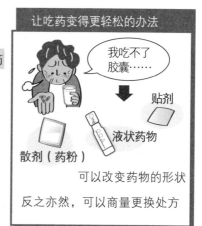

让吃药变得更轻松的办法

我吃不了
胶囊……

贴剂

液状药物

散剂(药粉)

可以改变药物的形状
反之亦然,可以商量更换处方

照护是对患者本人的关怀

整理家中的环境

营造一个能让患者舒心的居住环境也很重要。整理居住环境需要注意以下三点：确保安全；确保环境舒适、心情愉悦；确保患者方便活动、容易看懂。

从安全层面来说，首先为了防止患者跌倒，需要做好床、地板、地毯等的防滑措施，安装扶手，消除台阶和防止患者被电线绊倒等万无一失的准备。还需要考虑，家具的布置是否阻挡了患者移动，电话是否装在能迅速接起来的地方等问题。如果可以安装几个分机最好。

而且，患认知症后，由于患者的判断能力和理解能力较差，家里的很多东西都会成为"危险物品"。请把火柴、烟、烟灰缸、杀虫剂、药品、化妆品、盐、刀具、针等物品放在患者接触不到的地方。

为了营造一个舒适的环境，还需要保持适合的室内温度、湿度、亮度。但是，如果把室内装潢全部改变的话，会让认知症患者陷入混乱、心神不安，所以即便要消除危险物品，也要营造一个让患者觉得熟悉的氛围。如果照片、画像、镜子等物品会让患者产生幻觉，就要把这些都整理好。

随着病情加重，患者会变得不知道所处的地点和不认识物品。所以要尽量让患者行动方便，如在卫生间和浴室的门上，贴上用大一点的文字写的卫生间、浴室等字样。在柜子的抽屉上放些什么或贴点什么也不错。

为患者营造安心的生活环境

整理居住环境的三个要点

 要点❶　确保安全

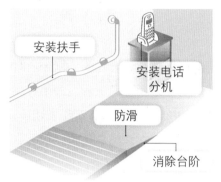

安装扶手

安装电话分机

防滑

消除台阶

阻碍移动路线的地方不要放置家具

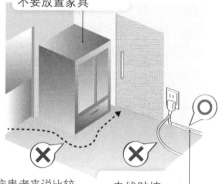

电线贴墙

把打火机、香烟、刀具等对认知症患者来说比较危险的物品放在他们看不到的地方

 要点❷　确保环境舒适、心情愉悦

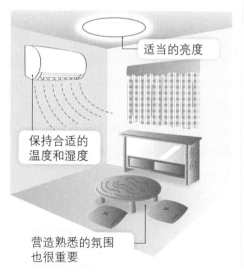

适当的亮度

保持合适的温度和湿度

营造熟悉的氛围也很重要

 要点❸　确保患者容易看懂

在卫生间和浴室的门上张贴大字标识

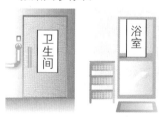

卫生间

浴室

在柜子的抽屉上放上或贴上分类的图片等

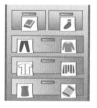

挑选时尚的服装和舒适的寝具

　　认知症患者容易不修边幅和不在意自己的衣着，所以床铺一直都比较乱。而且很多患者整天穿同一件衣服，不整理自己的头发，不刮胡子。但是，换衣服和整理仪容对保持生活节奏及保持好心情非常重要。

　　如果患者本人无心做这些，就帮他们做吧！患者洗脸、刷牙的时候，家人可以用"来一起洗脸吧"这样的话语去引导患者。即便这样患者也不愿意动手的话，就用沾湿的热毛巾帮患者擦脸，帮患者刷牙，然后帮患者整理头发、帮男性患者刮胡子、帮女性患者化妆。换衣服的时候，可以说"差不多到睡觉的时候了，我们换睡衣吧""早上了，我们换衣服吧"等，也可以用"早上了""晚上了"这样的语言让患者有换衣服的意识，形成换衣服的习惯。

　　如果患者没办法自己换衣服的话，可能会很难穿脱衣服。可以给患者穿一些纽扣比较大，没有拉链或摁扣的松紧带裤子、裙子等穿易脱的衣服。

　　准备一些患者喜欢的款式，和他们说"穿着这个出去散步吧""这件衣服真好看"等，让患者高兴地换衣服。为了不与社会脱离，注意衣着的洁净、好看，认真整理仪容之后，说"一直都很棒"等类似的话来夸奖患者。

　　另外，为了有一个舒适的睡眠，使用舒适的寝具非常重要。经常清洗床单和枕套，天气好的时候晒晒被子，在睡觉时保持好心情。

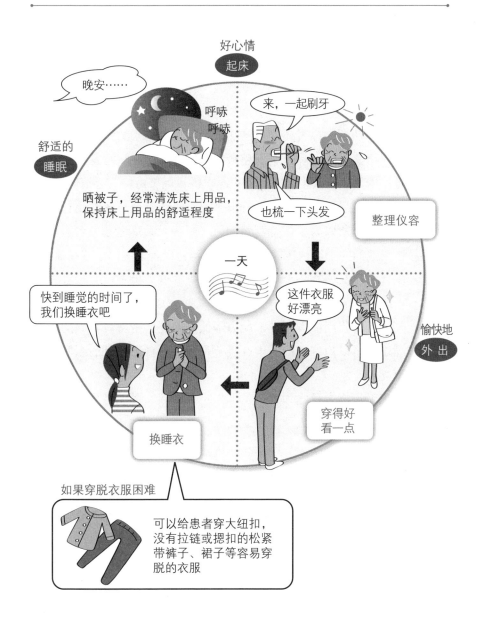

让患者能享受安全的饮食

患者还具备自己进食的能力时

在认知症初期，患者还能自己吃饭，不需要特别的照护，但是会出现只吃自己喜欢的食物、剩饭越来越多的情况。在注意避免营养不足的同时，尽量让家人坐在餐桌前一起吃饭，饭菜可口，心情愉悦。

患认知症以后，即便餐桌上有很多菜，患者也会只注意到自己手边的那一道菜，所以为了保持营养均衡，要若无其事地把患者够不到的菜品移到他们的手边，让他们能够注意到；或者不使用小碗和盘子，而是把主食和菜品盛在一个比较大的器皿里，这样患者就会很容易吃完所有东西。

认知症患者判断能力和理解能力降低后，还会把所有看到的东西都塞进嘴里，所以最好把湿毛巾、筷架、牙签等食物以外的东西从餐桌上拿走。

如果患者还能自己吃饭，但是不想吃饭的话，可能是牙齿出现了问题。可以根据患者本人的需要，去牙科检查一下蛀牙是否疼痛、假牙是否合适等。

随着年龄的增长，唾液分泌越来越少，导致嚼碎、吞咽食物变得非常困难，这时，患者不仅食欲容易减退，而且会把食物卡在喉咙里，还会因为把食物误咽*入气管引起肺炎。做饭的时候，有必要把食材切成一口可以吞咽的大小，把米饭和青菜煮得软一些。

用语解说 误咽 不小心把食物、饮料、唾液等吸入气管的过程。

帮助患者自己进食

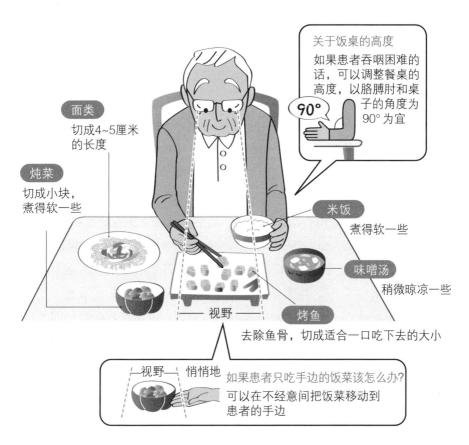

关于饭桌的高度

如果患者吞咽困难的话，可以调整餐桌的高度，以胳膊肘和桌子的角度为90°为宜

90°

面类

切成4~5厘米的长度

炖菜

切成小块，煮得软一些

米饭

煮得软一些

味噌汤

稍微晾凉一些

视野

烤鱼

去除鱼骨，切成适合一口吃下去的大小

视野 悄悄地

如果患者只吃手边的饭菜该怎么办?

可以在不经意间把饭菜移动到患者的手边

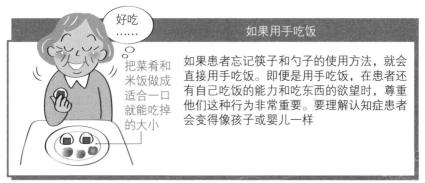

好吃……

把菜肴和米饭做成适合一口就能吃掉的大小

如果用手吃饭

如果患者忘记筷子和勺子的使用方法，就会直接用手吃饭。即便是用手吃饭，在患者还有自己吃饭的能力和吃东西的欲望时，尊重他们这种行为非常重要。要理解认知症患者会变得像孩子或婴儿一样

患者自己无法进食时

当认知症恶化时，很多患者会变得无法理解"吃"这一行为，而且患脑卒中后，会出现手指麻痹的后遗症，也没办法自己进食。不论哪一种情况，患者吃饭的时候都需要全方位的帮助。全方位帮助患者吃饭时，有几点需要注意。在这里将为大家介绍几个要点。

患者吃饭的时候，如果嘴巴太干，食物就会很难嚼碎、下咽。所以在吃饭前，首先要用茶或水把嘴巴和喉咙润湿。喂饭时，如果一次给太多量，患者就没办法好好咀嚼、吞咽。每次最合适的量为一茶匙。而且，一定要注意粥和饭菜的温度，突然给认知症患者吃太热的食物，会让他们受到惊吓，之后就不肯张嘴吃饭了。粥等食物冷却到40~50度再吃比较好。用勺子喂饭的时候，为了不让饭洒出来，通常会把勺子伸到患者的舌根，但是这样一来，就会阻碍患者舌头的活动，使其没办法好好吃饭。正确的方法是，把勺子放在舌尖到舌头最中间的位置，让患者闭上嘴巴，然后从斜上方将勺子取出来。

老年人的咀嚼能力较差，唾液分泌较少，所以吃饭的速度非常慢。强行催促的话，食物会卡住或呛住喉咙。所以要根据患者的节奏喂饭。而且，吃饭的时候，要时不时地提醒患者"好吃吧""接下来喝味噌汤"等。患者总是咽不下去的时候，可以说"闭上嘴巴，咕噜"这样的话，来教患者怎么把食物咽下去。

全方位帮助患者进食

需要知道的照护要点

❶ 首先要将嘴巴润湿

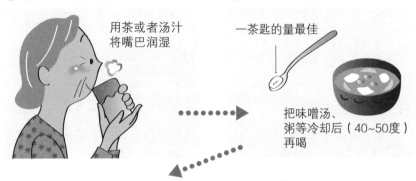

用茶或者汤汁
将嘴巴润湿

❷ 每一次喂少量的饭

一茶匙的量最佳

把味噌汤、
粥等冷却后（40~50度）
再喝

❸ 把勺子放在舌尖到舌根中间的部分后，将食物送入患者口中

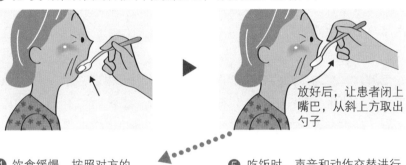

放好后，让患者闭上
嘴巴，从斜上方取出
勺子

❹ 饮食缓慢，按照对方的
节奏来

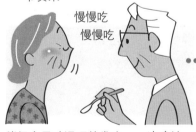

慢慢吃
慢慢吃

催促会导致误咽的发生，一边确认
是否下咽，一边一小口一小口地慢
慢喂饭

❺ 吃饭时，声音和动作交替进行，
让吃饭变得更有趣

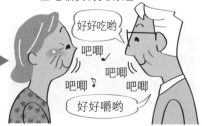

好好吃哟

吧唧

吧唧

吧唧
吧唧

好好嚼哟

吃饭时可以和患者搭话，说"好吃
吧"等，照护者可以做一些咀嚼的
动作来教患者

保持患者身体的清洁

帮助患者洗澡、擦拭身体

即便患了认知症，如果患者自己有洗澡的意识，并且保持身体功能的话，是可以自己洗澡的。所以在患者身体比较硬朗的时候，要尽量让他们自己洗澡。但是，患者病情恶化之后，会出现洗不干净，分不清洗发水和护发素，对水温反应迟钝等状况。这时，就需要照护者提前设定好水温，在合适的时间，询问患者"水温如何""要不要冲冲背"等，确保患者安全，帮助患者洗自己没洗到的地方。

如果患者分不清洗发水和护发素，可以给患者使用洗护二合一的产品等，让洗澡的过程变得简单一点。洗澡时使用的各种清洗剂很容易混淆，要放好哟。

另外，有的认知症患者不喜欢洗澡。原因有很多，如害怕浴缸、不好意思裸体、脱衣服会产生不安和恐怖等。每个人的理由都不一样。这时，如果斥责、强迫患者入浴，会产生反效果。害怕浴缸可以只使用淋浴，不喜欢裸体的话，可以穿着贴身衣物洗澡等，要考虑患者的心情。

不论怎样都不要洗澡的话，不能强迫患者，可以用湿毛巾帮他们擦拭身体*。帮患者擦拭身体时，将室温保持在 22~24℃，冬天的话，要格外注意室温。湿毛巾的水温最好保持在 50~55℃，一定要用自己手腕的内侧来测试毛巾的温度是否过热，确认之后再为患者擦拭身体。

用语解说 擦拭身体　用毛巾帮助患病的人等无法频繁洗澡的人擦拭身体，保持清洁。

入浴照护时要考虑患者的心情

很多认知症患者会因为害怕浴缸、讨厌裸体等原因不喜欢洗澡

这时……

如果很害怕泡澡

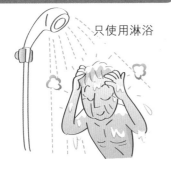
只使用淋浴

如果不喜欢裸体

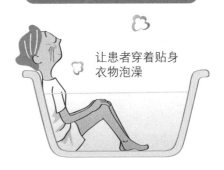
让患者穿着贴身
衣物泡澡

如果不论怎样都不喜欢洗澡

不要强迫患者洗澡，而是帮他们
擦拭身体

一定要把热毛巾放在
自己手腕内
侧确认温度

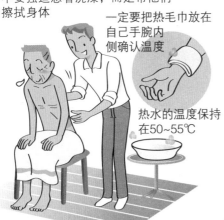

热水的温度保持
在50~55℃

在浴室里可以做的事

事先给洗澡水设置
一个合适的温度

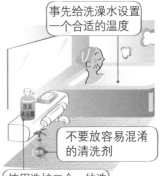

不要放容易混淆
的清洗剂

使用洗护二合一的洗
发水让洗澡更加简单

选择合适的时间，和患者搭话，说"水温如何""也洗一下背吧"等类似
的话，以确保患者的安全，检查患者自己没洗到的部位

135

帮助患者顺畅排泄

帮助患者如厕

　　如厕需要照护或者如厕失败，对认知症患者来说是最难为情的事。所以认知症患者往往都尽可能自己上厕所。想要帮助患者如厕，就要充分理解患者的想法。为了能让患者顺畅如厕，首先要营造一个容易排泄的环境。认知症患者因为某种原因来不及上厕所的话，就会弄脏地板、便器和衣服。一般来说，老年人会出现尿频的现象，再加上控制排尿的尿道括约肌松弛，以及运动功能低下等原因，不论怎样都会来不及上厕所。

　　这时，如果把像西装这样的有拉链和按扣的裤子换为腰部是橡皮松紧带的裤子的话，就能迅速脱下，减少如厕失败的概率。

　　如果男性患者如厕时站立的位置对不准便器的话，可以在合适的位置画一个脚形状的标记。当患者蹲下和坐立姿势不稳定时，可以在身体合适的高度安装手扶栏杆，来改善患者不稳定的情况。

　　另外，认知症患者还会出现大小便失禁的症状。大小便失禁时，患者会变得讨厌自己、觉得不好意思。所以不要斥责他们，而要尽快帮他们换衣服。失禁的原因有很多，如无法理解尿意和便意、不知道厕所在哪里等。要一边寻找原因，一边考虑对策（参照下页）。

用语解说　尿道括约肌　是尿道周围的肌肉，有控制排尿的作用。不排尿的时候括约肌会收缩，排尿时括约肌就会松弛。

如厕照护时要做到"顾虑"和"关怀"

如厕失败最能让患者感到难为情，对此，照护者要充分理解。以下两点非常重要

1 制造容易排泄的条件

穿着容易穿脱的衣服

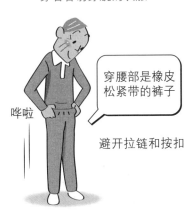

穿腰部是橡皮松紧带的裤子

哗啦

避开拉链和按扣

在站立的位置安装扶手，保持稳定

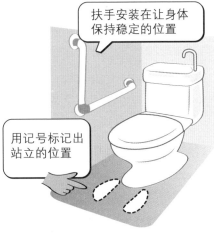

扶手安装在让身体保持稳定的位置

用记号标记出站立的位置

2 应对大小便失禁的方法

不放过任何排泄的信号

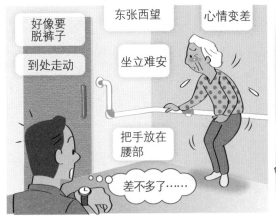

好像要脱裤子

到处走动

东张西望

心情变差

坐立难安

把手放在腰部

差不多了……

防止大小便失禁的诀窍

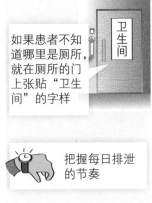

卫生间

如果患者不知道哪里是厕所，就在厕所的门上张贴"卫生间"的字样

把握每日排泄的节奏

让患者不必为移动而苦恼

　　"移动"是日常生活中最基本的动作。用餐、排泄、入浴、换衣服等，所有日常生活中的动作都离不开移动。如果想让认知症患者尽可能长时间地维持独立生活，就需要知道能让他们顺畅移动的照护方式。

　　移动的动作分为五种：翻身、起身、坐下、站立、步行。日常生活中的所有行为都是由这五种移动动作组合而成的。翻身就是由平躺变为侧躺的动作。这个动作是躺着更换纸尿裤和床单的必要动作，也是起身所必须的动作。这个动作对于健康人来说，在不经意间就能做到，但是随着认知症的恶化，患者会变得不知道起身的顺序，仰面朝上勉强起身，造成腰部、肩部等部位疼痛。这时就需要安全的照护。下页有从翻身到起身的具体照护顺序，大家可以作为参考。

　　有的人习惯睡榻榻米，虽然比起榻榻米，床会让起身和站立更方便，但是如果患者是在得了认知症后才由榻榻米换为床的话，需要注意以下几点，对于之前没用过床睡觉的人来说，无法理解在床上睡觉这件事，会发生在床上起身的情况，这对夜晚起身上厕所等情景来说，是非常危险的。如果注意到患者有这种行为，请换回榻榻米。

翻身、起身的照护

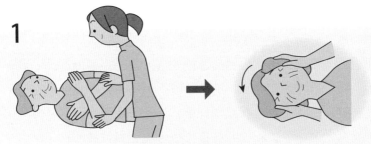

1

将患者的胳膊交叉放在胸部上方，为了能让重心更容易移动，请把脸转向侧面

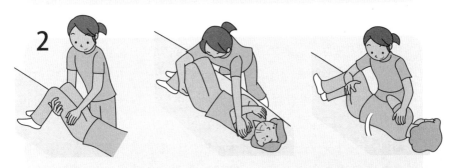

2

竖起双膝，用手接触患者的膝盖、臀部、肩膀，慢慢把膝盖和肩膀放倒

把手从脖子伸到肩上，支撑肩膀和膝盖

把臀部作为支点，按照杠杆原理，扶起肩膀和膝盖

扶着患者，避免患者向四周倒下

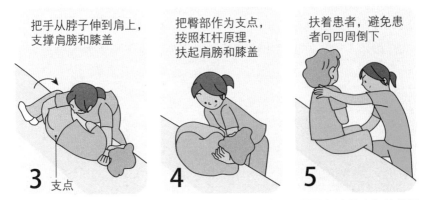

3 支点

4

5

扶需要全面照护的患者起身时，以臀部为支点，只需要很小的力气就能把患者扶起来

患者行走、使用轮椅的照护

　　哪怕患者只有一点点步行的可能，也要尽可能创造多的步行机会，但如果患者步行会发生危险的话，就要借助轮椅来辅助移动。患者一旦以无法行走为理由拒绝外出的话，就会慢慢与社会隔离，变得越来越孤独。这时，在家可以靠双脚行走，外出时使用轮椅。患者从床上移动到轮椅上时，放置轮椅的位置要尽可能缩短臀部的移动距离，所以轮椅与床之间最好呈 20°~30° 角（见下页）。如果患者有偏瘫的情况，就要把轮椅放置在没有瘫痪的那一侧，放好轮椅后，一定要确认是否已经放下刹车，是否收起脚踏*。

　　扶患者起身时，需要患者抱着照护者的肩部，离患者越近，照护越容易。如果患者能自己起身的话，就可以让他弯下腰，扶着轮椅的扶手*起身。为了让患者保持身体平衡，可以一边扶着患者，一边慢慢改变方向，然后慢慢让他坐在轮椅上。

　　辅助行走时，首先要注意裤子下摆的长度。裤子下摆最好能到脚面以上，鞋要选择合脚、轻便、防滑的款式，比起系鞋带的鞋，有粘扣的鞋更容易穿脱。最基本的步行照护为站在患者旁边，扶着他们的腰部。如果患者要使用拐杖，应站在患者没有拐杖一侧的斜后方，防止患者身体向没有拐杖的一侧倾倒。

　　开始行走后，照护者不应该领着患者向前走，而是要配合患者的步伐。

用语解说 脚踏、扶手　坐轮椅的时候，让脚休息、放脚的地方是脚踏，让胳膊休息、放胳膊的地方是扶手。

患者起身、使用轮椅的照护

放置轮椅的位置

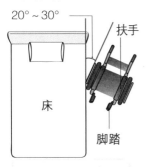

20°~30°

扶手

床

脚踏

确认刹车是否放下，脚踏是否收起

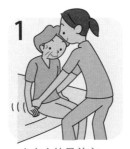

1 坐在床的最前方，臀部一点点向前移动，双脚着地

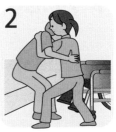

2 抓着照护人员的肩部，边向前弯曲身体边起身，如果自己可以起身的话，可以扶着轮椅的扶手起身

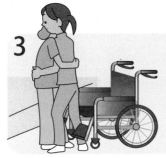

3

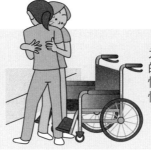

为了保持患者身体的平衡，扶着患者慢慢移动双脚，慢慢转移方向

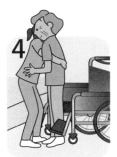

4 调整身体的位置，直到和轮椅没有距离

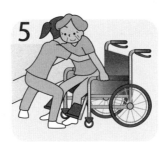

5 让患者扶着轮椅的扶手，边向前弯曲身体，边慢慢坐下

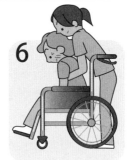

6 将双脚放在脚踏上，向后移动臀部，坐得更深一点

利用公共援助制度，
维持患者生活平衡

到目前为止，我们为大家介绍了和认知症患者相处的方法和照护方法，只不过照护认知症患者一般要 6~7 年，甚至 10 年以上，事实上在这期间，也会出现仅靠家人的力量无法解决的问题。

如果家人非常疲惫，可能就无法一直温柔且稳定地照护认知症患者了，可能会心情烦躁、看不顺眼、对患者说难听的话。家人的这种状态可能会导致认知症患者病情进一步恶化。为了照护者和被照护者都能安稳的生活，就需要借助专业人士的力量。

这时，在日本可以使用"照护保险制度"。根据照护保险制度，协助照护人员上门，进行协助照护，将患者接至日间护理设施，在用餐、入浴方面进行照护的同时，还可以让患者参加娱乐活动，也就是"日间服务"，还有可以让认知症患者短期入住设施的"短期居住"等，患者可以接受各种各样的服务。

如果需要进食、入浴、排泄等全方位照护的话，请专业人士会更加安全、安心。这些服务不仅对患者有益，还能减轻家人的负担，让家人更好地生活下去。

在日本，要使用照护保险制度，首先需要进行要照护认定*。确诊为认知症后，要尽早去各级政府的办事窗口或咨询当地的援助中心等机构，办理申请手续。

用语解说 要照护认定　想要利用照护保险制度，接受照护服务，就需要认定患者是否处于需要照护的状态及需要照护的程度。

日本使用照护保险服务的流程

去市区镇村相应的窗口或地区综合帮助中心进行要照护认定申请

→

医护咨询人员的意见书

调查员进行认定调查

→

要照护认定

→

照护经理（辅助照护的专业人员）制订照护计划（照护计划书）

→

根据照护计划，使用各种照护服务

可以使用照护保险的服务一览

上门服务类
· 上门照护（家庭辅助服务）
· 上门入浴照护
· 上门护理
· 上门康复治疗 等

福利中心
· 照护设施（日间服务）
· 康复治疗中心（日间护理）等

短期入住系列
· 短期入住照护设施（短期入住）
· 短期入住的疗养院（短期入住）等

其他
· 福利用品的租借、住宅改造等

143

考虑入住设施时

照护认知症患者会带来很多困难，即便家人一起协作，使用各种各样的服务，在家照护也有可能达到极限。认知症患者同时患上其他疾病、出现非常严重的问题行为时，会因为无法控制事态，损害患者家人的健康，换工作、离婚等原因让在家照护患者变得非常困难。这时，最好的解决办法就是考虑入住照护设施、医疗机构或医院。

只不过，近几年经常有照护设施发生事故和案件的新闻，很多人会担心把家人送去什么都不了解的地方。这时，如果考虑入住照护设施的话，最好挑选几个备选设施，并且去实地考察。例如，设施是否重视安全和卫生。如果在走廊堆放障碍物、危险物品、药品等物品，表明该设施可能存在安全隐患。如果能闻到排泄物臭味和奇怪的味道，表明该设施可能在卫生管理和帮助、护理患者排泄上做法不当。

即便在宣传册上写着"接受认知症患者入住"，介绍设施的工作人员对认知症患者的入住面露难色的话，表明该设施可能还没有完善的照护体制。

最后，在设施居住的老人和工作人员的笑脸最能反映出大家最关心的"照护的品质"。现场考察的时候，如果有疑问，可以请设施的工作人员解答，然后选择自己可以接受的设施。

参考文献

［１］朝田隆. 専門医が教える認知症. 幻冬舎.

［２］朝田隆，吉岡充，木之下徹. こうして乗り切る、切り抜ける認知症ケア. 新興医学出版社.

［３］朝田隆. 家族が認知症と診断されたら読む本. 日東書院.

［４］河野和彦. ぜんぶわかる認知症の事典. 成美堂出版.

［５］長谷川和夫. よくわかる認知症の教科書. 朝日新聞出版.

［６］飯島裕一. 認知症を知る. 講談社.

［７］小坂憲司. レビー小体型認知症がよくわかる本. 講談社.

［８］井藤英喜，粟田主一. スーパー図解 認知症・アルツハイマー病. 法研.

［９］林泰史. 徹底図解 認知症・アルツハイマー病. 法研.

［10］長谷川和夫. 認知症の知りたいことガイドブック. 中央法規出版.

朝田隆

1955 年出生，1982 年毕业于日本东京医科齿科大学医学部。曾就职于东京医科齿科大学神经科、山梨大学医科大学精神神经科，日本国立精神·神经中心武藏医院，曾留学于英国牛津大学。2001 年任筑波大学临床医学系（现医学医疗系临床医学领域）精神医学教授，2014 年 7 月任东京医科齿科大学医学部特聘教授，2015 年 4 月任筑波大学名誉教授及 memory clinic 茶之水院长。

日本老年精神医学会副理事长，日本认知症学会理事，日本神经精神医学会理事，日本认知神经科学会理事，生物学精神医学会理事，日本老年医学会指导医生。

参与大量认知症事实状况调查，强烈推荐在认知症发病前、出现轻度认知障碍时，开始预防和治疗。活跃在认知症治疗前线，如在筑波大学附属医院为轻度认知障碍患者实施日间护理等。